APERÇU

PHYSIQUE, CHIMIQUE ET MÉDICAL

DE

NENNDORF-LES-BAINS

PAR

LE DOCTEUR C. GRANDIDIER,

MEMBRE DU COLLÉGE MÉDICAL DE LA HESSE-ÉLECTORALE, CONSEILLER DE COUR,
MÉDECIN PRATICIEN A CASSEL ET MÉDECIN DES EAUX DE NENNDORF.

(Édition française d'après la monographie allemande du même auteur, publiée en 1851.)

STRASBOURG,

IMPRIMERIE DE G. SILBERMANN, PLACE SAINT-THOMAS, 3.

1854.

APERÇU

PHYSIQUE, CHIMIQUE ET MÉDICAL

DE

NENNDORF-LES-BAINS

PAR

LE DOCTEUR C. GRANDIDIER,

MEMBRE DU COLLÉGE MÉDICAL DE LA HESSE-ÉLECTORALE, CONSEILLER DE COUR,
MÉDECIN PRATICIEN A CASSEL ET MÉDECIN DES EAUX DE NENNDORF.

———

(Édition française d'après la monographie allemande du même auteur,
publiée en 1851.)

STRASBOURG,

IMPRIMERIE DE G. SILBERMANN, PLACE SAINT-THOMAS, 3.

1854.

AVANT-PROPOS.

L'étude des sources minérales exige de temps en temps non-seulement qu'on les soumette à une nouvelle analyse chimique, mais aussi qu'on passe de nouveau en revue leur effet thérapeutique déjà constaté. Cette répétition présente le triple avantage de déterminer la variation éventuelle des parties constituantes des eaux, de maintenir les indications confirmées par la pratique et de reléguer dans les contre-indications celles qui se sont trouvées en désaccord avec l'expérience. La première de ces tâches ayant été remplie par l'analyse récente que M. le professeur Bunsen a bien voulu faire aux sources mêmes de Nenndorf-les-Bains,

il s'est présenté plusieurs motifs qui m'ont
porté à m'occuper de la seconde ; d'abord, j'ai
cru d'autant plus de mon devoir de soumettre
à une nouvelle élaboration tout ce qui, dans
cet endroit, fait matériellement partie de la
thérapeutique, qu'un espace de quinze ans s'est
écoulé depuis la mise au jour du dernier grand
travail sur nos eaux, depuis la publication de la
monographie des docteurs Wœhler et d'Oleire.
Autre motif puissant encore : dans le même
intervalle, l'appareil médical de Nenndorf a été
enrichi de nouveaux établissements thérapeutiques qui ont élargi le cercle d'action de ce
bain. Successeur, depuis 1842, du docteur
d'Oleire, je ferai tout mon possible pour ne
rapporter ici que ce qu'une pratique de neuf
ans, comme médecin résident, m'a fait constater moi-même ; en d'autres mots, de ne com-
muniquer que le résultat de mon expérience
personnelle. En outre, j'ai bien moins l'ambition de composer une monographie selon les
règles de l'art, avec la description obligée des
végétaux du pays, classés par genres et par
espèces, que de donner une relation fidèle de

l'état de nos établissements et une spécification des maladies qui peuvent espérer le rétablissement ou du soulagement à Nenndorf, dans l'état de son développement actuel. En remplissant cette tâche, tous mes efforts tendront à ne pas élargir ni restreindre outre mesure le cercle des indications. J'ai regardé aussi comme indispensable, au risque même de déplaire à quelque critique, d'exposer certains cas de maladies, intéressantes déjà par elles-mêmes; ce qui m'y encourage surtout, c'est la conviction que j'ai que le médecin éloigné pourra mieux se faire une idée des effets thérapeutiques particuliers d'une source par l'exposé succinct de quelques cas bien choisis, que par une monographie de longue haleine. Puisque je n'écris d'ailleurs que pour les médecins, comme le titre seul de ce petit essai l'indique suffisamment, je crois devoir ajouter encore que je m'adresse moins à ceux qui attendent tout progrès de l'art médical, de l'anatomie et de la chimie, qu'à ceux qui, à l'imitation de nos prédécesseurs, savent encore apprécier la thérapeutique et la regardent comme une vérité.

La présente édition française n'a d'autre but
que de remplir une lacune généralement sentie,
en faisant connaître, même au delà des limites
de l'Allemagne, dans l'intérêt de l'humanité
souffrante, les vertus thérapeutiques de Nenndorf.

Les auteurs français, à l'exception de Mérat
et de Lens (*Dictionnaire de matière médicale et de
thérapeutique*), ne font jusqu'ici aucune mention
de cet important établissement balnéaire.

APERÇU

PHYSIQUE, CHIMIQUE ET MÉDICAL

DE NENNDORF-LES-BAINS.

CHAPITRE PREMIER.

TOPOGRAPHIE, CLIMAT.

Le comté de Schaumbourg, une des contrées les plus belles et les plus fertiles de l'Allemagne du nord, formait jadis un État indépendant; en 1647 il fut partagé entre les maisons souveraines de Lippe-Schaumbourg et de la Hesse-Électorale, et depuis cette époque les deux parts de l'ancien comté n'ont plus été réunies. La partie annexée à la Hesse-Électorale est traversée par plusieurs chaînes de montagnes; à l'ouest par le Bucheberg, au sud par le Süntel et à l'est par le Deister; ces différentes chaînes constituent, pour ainsi dire, un grand rempart naturel qui a la forme d'un triangle, dont le sommet septentrional, entr'ouvert à son point d'intersection, s'avance en saillie dans la grande plaine de l'Allemagne du nord. Le Galenberg, placé un peu en avant, semble détaché de la chaîne du Deister, quoiqu'il soit en effet avec elle en rapport de continuité; c'est sur le versant occidental de celui-ci qu'est situé, précisément dans l'interstice du triangle entr'ouvert, Nenndorf-les-Bains, à peu de distance du village de Grossen-Nenndorf, à 52°, 22 de latitude septentrionale, à 220 pieds au-dessus du niveau de la mer. Cet établissement de bains est à une demi-lieue de la petite ville de Rodenberg, à cinq lieues de la résidence royale de Hanovre et à sept lieues de la forteresse prussienne de Minden; il est traversé par la grande route stratégique qui conduit de Hanovre à Minden, et n'est éloigné que d'une lieue du chemin de fer de Berlin à Cologne; par ce dernier on peut se rendre dans ce bain, en un jour, non-seulement de Cologne et de Berlin, mais aussi de Hambourg et de Dresde. La station la plus rapprochée est près d'une maison de chasse, appelée *la Haste*, et la communication de cet endroit avec Nenndorf-les-Bains est desservie par des diligences et des omnibus, qui font le trajet trois fois par jour.

Comme dans toutes les contrées montagneuses, le climat de Nenndorf est variable; mais, malgré cela, il est très-tempéré et très-salubre. Le sol est couvert de la végétation la plus riche et la plus abondante. Des arbrisseaux et des arbres qui sont plus particuliers aux contrées méridionales, tels que l'acacia-boule et le châtaignier, y prospèrent à merveille en pleine terre. Les variations barométriques moyennes sont de 1 à 2 pouces environ, la hauteur du baromètre étant presque toujours entre 328 et 340 lignes. La température moyenne de l'année est environ de 7 degrés R.; celle de l'hiver est entre 0 et + 1 degré; celle de l'été monte à peu près à 15 degrés R. Nenndorf étant garanti contre les vents de l'est par les montagnes boisées du Deister, l'air y est plutôt humide que sec; les vents qui y dominent sont ceux de l'ouest et du sud. On peut considérer une maladie épidémique comme une grande rareté dans le rayon de nos sources, celui-ci étant comme purifié par les émanations gazeuses des eaux sulfureuses; on dirait que l'air saturé de soufre est un préservatif incomparable contre quelques-unes de ces sortes de maladies, contre la coqueluche par exemple.

CHAPITRE II.

HISTOIRE, AMÉNAGEMENT ACTUEL DES BAINS.

L'histoire de Nenndorf-les-Bains date du milieu du seizième siècle, époque où la première mention en est faite par AGRICOLA, médecin et naturaliste célèbre, qui a été contemporain de Luther. Mais la découverte qu'il fit de nos sources n'eut aucune suite, et ce ne fut que deux siècles plus tard, en 1763, qu'on jugea ces bains plus dignes d'attention. En 1783 encore, l'illustre botaniste Ehrhart exprima, au sujet de ces sources, l'étonnement qu'il éprouvait de ce qu'on n'avait encore rien fait pour elles, et vers la même époque le docteur Heim, conseiller intime de la cour de Berlin, dont tous les médecins allemands gardent religieusement le souvenir, ayant rencontré nos sources sulfureuses, à l'occasion d'un voyage botanique qu'il fit, en fut tellement charmé qu'il les qualifia de *trésor inconnu*, tout en déplorant l'état d'abandon dans lequel il les trouva. Elles furent tirées, pour la première fois, de leur obscurité par l'électeur Guillaume Ier de Hesse; c'est lui qui, en 1789, se mit à créer, suivant ses plans personnels, l'établissement grandiose des bâtiments électoraux et des promenades publiques, telles qu'on les voit encore en grande partie de nos jours. En 1793, le nombre des bains sulfureux donnés monta déjà à 6000; dans la liste des étrangers qui ont visité l'établissement dans la même année, on ne compte pas moins de quatorze familles princières. Les régents subséquents de la Hesse-Électorale, loin de perdre de vue Nenndorf-les-Bains, qu'on peut appeler à juste titre leur bain favori, lui vouèrent au contraire constamment leurs soins et le dotèrent de quantité d'améliorations et d'embellissements. On dirait que jusqu'ici un génie favorable a toujours protégé Nenndorf contre les ravages du temps et de la guerre. Au reste, le gouvernement du royaume de Westphalie qui, de 1806 à 1813, fut possesseur de notre établissement de bains, prit à tâche, lui aussi, de le développer et de l'embellir.

Si, dans les derniers temps, d'autres bains de l'Allemagne ont vu, plus au moins, diminuer le nombre de leurs visiteurs, par suite d'un accroissement de concurrence disproportionné de la part de nouveaux bains, surtout de nouveaux bains de mer, qu'on voit surgir en vérité chaque année aussi nombreux que les champignons, Nenndorf, de son côté, peut se vanter d'avoir su conserver, en grande partie, le même nombre de visiteurs; ce dont il est redevable, sans doute, à son importance thérapeutique particulière, vu que les sources sulfureuses sont peu nombreuses en Allemagne, et que, dans ce nombre si restreint, Nenndorf mérite d'être cité en première ligne. En effet, suivant l'analyse récente du professeur Bunsen, le célèbre chimiste de Heidelberg, les eaux de Nenndorf sont supérieures en hydrogène sulfuré libre et combiné à toutes les sources sulfureuses de l'Allemagne; elles sont supérieures principalement, à un degré élevé, à celles d'Aix-la-Chapelle et constituent de dignes rivales des sources sulfureuses les plus fortes de la France. Ce qui donne surtout à Nenndorf une supériorité bien marquée sur tous les autres bains de ce genre, c'est que nulle part ailleurs les baigneurs n'ont à leur disposition simultanée, comme ici, des eaux salines si abondantes en chlorure de soude, ce qui permet de les mêler à l'eau sulfureuse dans toutes les proportions désirables. En résumant toutes ces données si avantageuses, on s'expliquera facilement pourquoi de nos jours aussi bien qu'autrefois Nenndorf a été fréquenté par un public aussi nombreux que choisi. Si les temps plus éloignés ont vu figurer au nombre des baigneurs de cet établissement les rois de Danemark, de Prusse et de Westphalie, les temps plus rapprochés de nous y ont vu affluer également des familles princières, et chaque année on y rencontre des hommes venus des contrées les plus lointaines, de la Russie, de la Pologne, de la Suède, du Danemark, de la Hollande et même des pays d'outremer, de l'Amérique septentrionale et de l'Amérique méridionale. Le nombre des visiteurs varie entre 700 à 800; le terme moyen des bains donnés pendant chaque saison est de 12,000 à peu près.

Sans vouloir entrer dans les détails de l'aménagement intérieur et de l'administration de l'établissement de bains, nous donnerons ici quelques renseignements qui ne seront pas dénués d'intérêt, et qui serviront de plus à orienter les médecins. Toute l'exploitation des bains est confiée aux soins d'une autorité particulière, savoir à la direction électorale des sources; elle est gérée pour le compte de l'État, qui est propriétaire de toutes les maisons de bains et de tous les hôtels garnis. Cet arrangement est très-avantageux aux visiteurs de l'endroit; en effet, les logements et les bains ayant des prix fixes, invariables, toute spéculation sous ce rapport est impossible, tout moyen de surfaire le public est enlevé. Les logements à la disposition des baigneurs sont assez nombreux et se trouvent, soit dans les grands hôtels garnis du gouvernement, qui seuls contiennent déjà quelques centaines de pièces, soit dans quelques maisons particulières du village attenant. Les prix varient suivant la grandeur, la situation et l'ameublement. Tous ces logements sont sous la surveillance d'un fonctionnaire particulier, le châtelain Dimme, demeurant à Nenndorf-les-Bains. C'est à lui qu'on s'adresse pour arrêter un logement, quand on craint de ne plus en trouver dans le fort de la saison, où souvent tous les appartements sont occupés. Il y a à Nenndorf assez de place pour pouvoir loger les domestiques; et les personnes qui veulent amener leurs chevaux, peuvent les placer dans les écuries électorales, qui sont assez spacieuses pour pouvoir en contenir soixante. Il s'y trouve aussi un nombre suffisant de restaurants, de grandes salles, de longues allées et de promenades publiques très-ombreuses; ceux qui aiment à lire ont de quoi satisfaire leur goût pour la lecture dans une bibliothèque d'abonnement et dans un cabinet de lecture. Un corps de musiciens y exécute journellement les plus beaux morceaux et contribue par là puissamment à l'égaiement et à la distraction des baigneurs.

Le bien-être physique de ceux qui viennent visiter Nenndorf est confié aux soins de deux médecins résidents, qui se chargent aussi de diriger le traitement. L'administration a pourvu en outre à une pharmacie et chargé un personnel suffisant des petites opérations chirurgicales. On peut aussi se procurer ici, soit à la pharmacie, soit chez différents marchands, les principales eaux minérales étrangères, de l'expédition la plus récente. La banque des jeux, supprimée en 1849 par le parlement de Francfort, a été concédée de nouveau en 1854 à une nouvelle administration. L'ouverture des bains a lieu chaque année le 1er juin, la clôture se fait vers la mi-septembre. Nenndorf possède aussi un hôpital pour les malades indigents, qui y reçoivent gratuitement le logement et les bains. Comme j'entrerai ultérieurement dans plus de détails sur l'aménagement des bains, je me bornerai ici à dire qu'un maître de bains expérimenté est chargé de la surveillance de tout le personnel employé aux bains, qui se compose de personnes des deux sexes, instruites à cet effet, soigneuses de la propreté et pleines de discrétion. Une lingerie richement dotée fournit gratuitement tout le linge que l'usage des bains rend nécessaire, de sorte que le baigneur est dispensé d'apporter cet article de chez lui.

Comme jusqu'ici Nenndorf n'était pas appelé à être un bain de plaisir, mais un bain de santé, il s'ensuit que l'administration y a toujours un œil vigilant sur les établissements consacrés au traitement par les eaux, et qu'elle fait constamment tous ses efforts pour les tenir à la hauteur des exigences du temps et de la science. Elle met une certaine ambition à ce que, de nos jours encore, on ne puisse pas qualifier de mensongères et de chimériques les louanges données jadis aux établissements de Nenndorf par de célèbres médecins, entre autres par Hufeland et par Wetzlar. Le premier s'exprima ainsi à leur égard[1] : « J'avoue franchement que, « sous le rapport de l'appropriation et de la perfection « des établissements, sous le rapport de l'ordre et de « l'exactitude scrupuleuse dans la préparation des bains, « dans tout ce qui regarde enfin la température et la pro- « preté, je regarde l'établissement de Nenndorf comme « un des premiers de tous ceux que je connaisse. »

Et Wetzlar en parle de la manière suivante[2] : « Pour « ce qui regarde la propreté, la préparation exacte des « bains, les petits soins consacrés aux baigneurs, Nenn- « dorf mérite d'être proposé comme modèle à tous les « autres bains. »

CHAPITRE III.

DESCRIPTION PHYSIQUE ET CHIMIQUE DES SOURCES.

A. *Les sources sulfureuses.*

Il y a à Nenndorf quatre sources principales, dont les trois premières, peu éloignées entre elles, se trouvent sur l'emplacement de l'esplanade, et dont la quatrième est à une distance d'une demi-lieue. La quantité d'eau sulfureuse qu'elles fournissent varie très-peu dans les

---

[1] Hufeland's *praktische Uebersicht der vorzüglichsten Heilquellen Deutschland's*, 3e édit., Berlin, 1831, p. 151.

[2] Wetzlar. *Ueber Gesundbrunnen und Heilbäder*, 1re part., 2e édit., 1822, aux suppléments, p. 40.

différentes saisons, circonstance qui prouve que leur foyer de formation se trouve au sein de la terre, à une grande profondeur, et que, dans son passage à travers les conduits naturels, elle n'est jamais mélangée avec l'eau superficielle qui suinte à travers les sédiments supérieurs.

1. La grande source pour bains, nommée aussi la source supérieure, est à 197 pieds de la source pour boisson; son bassin a 10 pieds 8 pouces de profondeur du niveau de l'eau à la base; son diamètre est de 20 pieds. Cette source produit en vingt-quatre heures 2556 pieds cubes d'eau sulfureuse, qui sert principalement à alimenter les bains. A côté de cette source il y a un réservoir de 70 pieds de long et de 30 pieds de large, de la contenance de 5250 pieds cubes. Pour donner une idée de l'abondance extrême de cette source, qu'il me suffise de dire que, lors d'un essai fait pour vider le bassin jusqu'à l'orifice de la source, douze hommes furent employés à l'épuiser avec deux pompes, et qu'ils travaillèrent sans relâche, en se relevant alternativement; malgré cela, il resta 4 pieds d'eau dans le bassin après vingt-quatre heures de travail continu.

2. La source dans le souterrain, dont l'eau est également recueillie dans un bassin attenant, est dans la proximité de la maison des bains, à 30 pieds seulement de la source employée en boisson; son bassin a 7 pieds de diamètre, 8 pieds de profondeur; elle fournit en 24 heures 1920 pieds cubes d'eau sulfureuse.

3. La source pour la boisson (*Trinkquelle*), appelée aussi source inférieure, fournit en vingt-quatre heures 3297 pieds cubes d'eau; son bassin est rond, il a 6 pieds de profondeur et un diamètre de 4 pieds 6 pouces. Cette

source a été récemment abritée par un beau pavillon de pierres de taille, en forme de temple grec; il s'y trouve une pompe aspirante. L'eau de cette source n'est pas exclusivement employée pour les bains; mais elle sert aussi à alimenter, conjointement avec les deux autres sources, les différents bains de l'établissement.

4. La source située à une demi-lieue d'ici, dans la partie de la plaine appelée *Breite-Feld*, est, sous le rapport de son contenu, la plus faible de nos sources sulfureuses, ce qui fait qu'elle est rarement employée pour les bains. Son bassin a un diamètre de 7 pieds 6 pouces, une profondeur de 6 pieds 8 pouces; elle fournit en vingt-quatre heures 2400 pieds cubes d'eau sulfureuse. Le total de l'eau fournie par ces quatre sources est donc, pour vingt-quatre heures de temps, de 10,173 pieds cubes, ce qui permet de donner journellement 318 bains à 32 pieds cubes chacun.

Les montagnes de la contrée la plus rapprochée sont d'une formation d'oolithe ou jurassique, dont la couche inférieure se compose de calcaire bleu à gryphées, la moyenne, d'oolithe de pierre calcaire, et la couche supérieure, d'un agglomérat argileux, connu sous le nom d'*argile veldienne* (masse formée de grès pulvérisé entremêlé d'ardoise foncée), ainsi que de masses calcaires bitumineuses (*Stinkstein,* pierre putride). Il est plus que probable que le gisement des sources est précisément dans ces dernières. Dans les interstices des masses qui composent ces montagnes, on trouve aussi quelquefois du bitume tout pur. C'est ainsi qu'en encadrant, en 1777, la source actuelle employée pour la boisson, on trouva des morceaux de ce dernier qui surnageaient sur l'eau; on les recueillit alors comme une curiosité historique; en les pesant, on trouva que leur poids était de six livres, et on en enrichit le cabinet d'histoire naturelle du prince alors souverain du pays. La température de toutes les sources sulfureuses est en été presque constamment de + 9 degrés R.; elle n'éprouve aucune variation par suite des degrés extrêmes du froid et de la chaleur des différentes saisons. Jamais on ne les a trouvées gelées en hiver; l'eau qui en découle n'a même jamais été prise par la glace jusqu'à une distance de 100 pas de l'orifice de la source. L'eau sulfureuse, garantie contre l'influence de l'air atmosphérique, conserve une clarté égale à celle de l'eau de fontaine la plus pure, et, quoiqu'elle soit très-saturée de gaz, on n'y remarque cependant aucune ascension de globules d'air. Sa saveur est légèrement amère et caractéristique, son odeur est celle de l'hydrogène sulfuré tout pur, se rapprochant assez de celle des œufs pourris. Quoique toutes les sources soient recouvertes, cependant il est facile de remarquer la présence de l'acide hydrosulfurique par l'odeur hépatique qui se fait sentir, non-seulement dans le voisinage des sources, mais aussi dans un rayon plus étendu; cette odeur, cependant, finit bientôt par n'avoir plus rien de désagréable pour ceux qui se trouvent dans sa sphère, vu qu'on s'y habitue de bonne heure. Il faut attribuer aussi à l'émanation des gaz des eaux sulfureuses la circonstance que, dans toute l'étendue de l'établissement, mais principalement dans les cabinets de bains, le vernis blanc, les objets de cuivre, de laiton et d'argent se revêtent d'une légère couche brune ou noirâtre; l'odeur hépatique des eaux se fait sentir de préférence soit le soir, soit par un temps humide, soit à la suite d'une chaleur excessive, soit à l'approche d'un orage.

Ce qui prouve que le gaz est intimement combiné avec
l'eau, c'est que les bains ordinaires sont encore sensibles
aux réactifs de l'hydrogène sulfuré, après avoir été ex-
posés à l'air atmosphérique pendant six à huit heures, et
qu'en faisant bouillir cette même eau sulfureuse dans un
vase ouvert, on ne parvient à en dégager entièrement
l'hydrogène sulfuré qu'après une ébullition de quarante-
quatre minutes. En abandonnant à elle-même l'eau sulfureuse dans un vase ouvert, les gaz qui s'y trouvent s'en
dégagent peu à peu, et elle revêt une nuance mate, semblable à l'opale, ce qui provient de ce que le soufre et
d'autres parties constituantes solides se précipitent en
partie dans le liquide en qualité d'atomes opaques ; finalement elle perd jusqu'à la trace de l'odeur et de la
saveur de l'hydrogène sulfuré ; elle reprend sa limpidité primitive et ne conserve plus aucune odeur ac-
cessoire. C'est pour ces motifs que dans le temps où
l'on ne connaissait pas encore les procédés actuels employés sur mer pour se procurer par la distillation l'eau
potable nécessaire, on faisait des approvisionnements
d'eau à Nenndorf pour les voyages maritimes, en la
recueillant dans des tonneaux légèrement bondés et s'en
servant avantageusement pour la boisson, après le dégagement complet du gaz. Renfermée au contraire dans
des bouteilles bien bouchées et goudronnées, elle se
conserve en bon état pendant des années entières ; ce
qui la rend très-propre à l'exportation. D'après les expériences de M. le professeur Bunsen, l'eau sulfureuse de
la source pour la boisson, ayant été renfermée en bouteilles, dans les conditions ordinaires, contenait encore
six mois après, 42,12 de gaz hydrogène sulfuré sur 10,000
pouces cubes d'eau. Il est encore un autre phénomène

qu'on a observé à Nenndorf et qui est aussi remarquable en théorie qu'important pour la pratique, savoir la diminution des proportions du gaz hydrogène sulfuré à mesure que l'eau s'élève de la base à la surface du bassin.

. D'après les expériences de Bunsen, il se trouvait constamment :

En 10,000 cent. cub. d'eau de la source du souterrain près de la
base. . . . . 441,7 cent. cub. de gaz.
A la hauteur moyenne. 415,0   »   »
A 6 pouces au-dessous du niveau . 326,4   »   »

Le même résultat a été obtenu aussi aux autres sources. Ce phénomène provient, d'après cet habile chimiste, bien moins de l'action dissolvante de l'oxygène atmosphérique que de la loi statique suivant laquelle les gaz mêlés à l'eau ne se trouvent en équilibre que lorsque leur densité dans chaque couche d'eau est proportionnelle à la pression de cette couche. On observe encore par-ci par-là, non-seulement sur la surface tranquille des sources, mais aussi le long de leurs canaux déférents en plein air, des pellicules lactées d'une grande mollesse; on les trouve surtout aux parois de ces derniers, dont ils tapissent à une distance de 60 à 80 pas les murs latéraux; elles enveloppent même les objets que le hasard y a fait tomber. Les ramilles enveloppées de cette matière, ayant été séchées et soumises à la combustion, répandent une odeur de soufre bien marquée et brûlent avec une flamme bleuâtre. Cette masse est sensible, en général, aux réactifs du lait de soufre.

Des analyses réitérées des sources sulfureuses de

Nenndorf ont été faites jusqu'ici; elles ont été analysées en 1792 par Brockmann, en 1815 et en 1824 par Wurzer, en 1831 par Tünnermann et en 1835 par Wœhler. La dernière analyse qui en a été faite, est celle de M. le professeur Bunsen, en 1850. Cette dernière étant essentiellement identique à celle faite précédemment par Wœhler, on est, sans doute, autorisé à en conclure que dans les quinze ans d'intervalle qui se sont écoulés entre les deux analyses, la composition des sources n'a subi aucune variation sensible, puisque les différences observées sont si minimes. Ce résultat, qui probablement ne s'obtient pas toujours au même point à d'autres sources sulfureuses faibles, était facile à prévoir à la nôtre, vu l'abondance de son produit. La composition chimique de l'eau sulfureuse des quatre sources a beaucoup d'analogie, la différence entre elles ne consistant presque exclusivement que dans la proportion plus ou moins grande de leurs parties constituantes. La plus riche en parties solides est, d'après les expériences de Bunsen, celle qui est située dans le souterrain, pendant que, selon lui encore, la plus riche en gaz est la source employée pour la boisson. La méthode ordinaire fut employée pour déterminer la quantité des parties constituantes solides; pour fixer leur contenu de gaz et d'hydrosulfate de calcium, ce chimiste recourut à une méthode différente et particulière, qui lui permit de déterminer d'une manière rigoureuse leur contenu d'acide hydrosulfurique, substance qu'à la vérité Wurzer y soupçonnait déjà dans le temps, mais qu'il avait été impossible d'obtenir isolément par les méthodes employées antérieurement. Ce contenu d'acide hydrosulfurique, que Bunsen rencontra aussi dans les sources d'Aix-la-Chapelle, est non-seulement d'un grand intérêt pour la théorie sous le rapport de l'origine des sources, mais aussi d'une certaine importance pour la pratique, en ce qu'on ne saurait douter que, par l'usage des bains, ce gaz ne parvienne dans l'organisme au moyen de l'absorption endermique, conjointement avec les autres gaz thérapeutiques.

Cette méthode analytique, employée par Bunsen, n'étant pas du ressort de mon travail, je me bornerai à dire que le contenu total du gaz hydrogène sulfuré de nos eaux a été déterminé, par la méthode de Dupasquier, moyennant le sulfhydromètre. Cet instrument fut aussi employé dans sa méthode pour déterminer le contenu total d'hydrogène sulfuré, et, déduisant ensuite de cette quantité obtenue la somme de l'hydrogène sulfuré combiné, on obtint comme reste la quantité d'hydrogène sulfuré libre.

L'hydrogène carboné étant inodore, tandis que l'eau sulfureuse dégagée de l'hydrogène sulfuré au moyen du chlorure de zinc et d'ammoniaque présente, selon l'observation faite d'abord par Wœhler, une odeur sensible de bitume, il est incontestable que celle-ci contient aussi une substance asphaltique ou bitumineuse, quelque petite qu'elle soit d'ailleurs. Aussi Bunsen a-t-il rangé cette dernière parmi les parties constituantes obtenues par l'analyse de nos eaux.

Le poids spécifique des trois sources principales de Nenndorf, à + 9 degrés R., est à la source pour les bains de 1,0023, à la source dans le souterrain de 1,0038, à la source pour la boisson de 1,0037. Les parties solides obtenues par l'ébullition de 10,000 kilogr. sont à la source des bains de 15,979 d'après Wœhler, et de

17,823 d'après Bunsen ; à la source dans le souterrain de 27,983 d'après Wœhler, 28,299 d'après Bunsen ; à la source pour la boisson de 26,926 d'après Wœhler, de 27,701 d'après Bunsen.

COMPOSITION DES TROIS SOURCES PRINCIPALES

D'APRES WOEHLER ET BUNSEN.

1. La source pour bains contient, sous le rapport des parties solides, en 10,000 grammes d'eau :

	D'apres Bunsen.	D'après Wœhler.	En une liv. pr. D'apres Bunsen.
Sulfate de chaux	7,110 gr.	7,248 gr.	5,461 gr.
Carbonate de chaux	4,611	4,152	3,541
Sulfate de magnésie	2,360	2,472	1,813
Sulfate de soude	2,598	1,552	1,995
Sulfate de potasse	0,176	—	0,135
Chlorure de magnésium . .	0,671	0,556	0,115
Silice.	0,119	0,099	0,091
Hydrosulfate de calcium. .	0,174	indét.	0,134
	17,823	15,979	13,685

Des traces de sels ammoniacaux, d'argile et de bitume.

Par rapport aux parties constituantes gazeuses, elle contient en 10,000 mètres cubes d'eau, à la température de + 9 degrés R. :

	D'apres Bunsen.	D'apres Wœhler.	En une liv. pr. D'apres Bunsen.
Hydrogène sulfuré .	169,31 cm. c.	236 cm. c.	7,900 cm. c.
Acide carbonique. .	3145,80	1052	146,783
Azote	697,40	indét.	32,540
Hydrogène carboné .	4,94	indét.	0,230

2. La source dans le souterrain contient, sous le rapport des parties solides, en 10,000 grammes d'eau :

	D'après Bunsen.	D'après Wœhler.	En une livre pr. D'après Bunsen.
Sulfate de chaux	9,353 gr.	9,315 gr.	7,183 gr.
Carbonate de chaux	5,581	5,610	4,286
Sulfate de magnésie	3,015	3,686	2,315
Sulfate de soude	7,398	5,798	5,681
Sulfate de potasse	0,199	0,375	0,152
Chlorure de magnésium . . .	2,228	2,129	1,711
Silice.	0,015	0,070	0,012
Hydrosulfate de calcium . .	0,508	indét.	0,390
	28,289	27,983	21,730

Des traces de sels ammoniacaux, d'argile et de bitume.

A l'égard des parties constituantes gazeuses, elle contient en 10,000 mètres cubes d'eau, à la température de + 9 degrés R. :

	D'après Bunsen.	D'après Wœhler.	En une liv. pr. D'après Bunsen.
Hydrogène sulfuré .	441,7 cm. c.	464 cm. c.	205,85 cm. c.
Acide carbonique .	2188,4	2033	1019,57
Azote	217,8	indét.	101,47
Hydrogène carboné .	3,4	indét.	01,58

3. La source pour boisson contient, sous le rapport des parties solides, en 10,000 grammes d'eau :

	D'après Bunsen.	D'après Wœhler.	En une liv. pr. D'après Bunsen.
Sulfate de chaux.	10,574 gr.	8,868 gr.	8,121 gr.
Carbonate de chaux. . . .	4,402	5,876	3,381
Sulfate de magnésie. . . .	3,019	3,318	2,218
Sulfate de soude.	5,917	6,397	4,549
Sulfate de potasse	0,444	0,353	0,339
Chlorure de magnésium . .	2,410	2,114	1,851
Silice	0,211	0,100	0,162
Hydrosulfate de calcium . .	0,723	indét.	0,555

Des traces de sels ammoniacaux, d'argile et de bitume.

Par rapport aux parties constituantes gazeuses, elle contient en 10,000 mètres cubes d'eau, à une température de + 9 degrés R.:

	D'après Bunsen.	D'après Wœhler.	En une liv. pr. de seize onces. D'après Bunsen.
Hydrogène sulfuré .	454,1 cm. c.	460 cm. c.	21,156 cm. c.
Acide carbonique. .	1857,0	1652	86,517
Azote	217,9	indét.	10,151
Hydrogène carboné .	18,4	indét.	0,857

B. *Les boues minérales sulfureuses.*

Les boues minérales de Nenndorf, employées pour bains, ne sont composées ni du précipité ou du résidu des eaux minérales, ni du mélange de ces boues avec de la terre marécageuse ordinaire, mais elles sont le produit d'une action réciproque de nos sources sulfureuses et des couches marécageuses, dans le passage que font les premières au travers des dernières. L'opinion antérieurement admise que la tourbe est le produit exclusif de la putréfaction de matières végétales a été essentiellement modifiée et rectifiée par les belles expériences faites à Moscou par Mulder et par R. Hermann. Car, malgré la grande variété des couches de tourbe et de sédiment marécageux, nous trouvons cependant dans toutes les mêmes mélanges de matière organique, et il est constant que la formation des sédiments marécageux ne peut s'expliquer qu'en admettant que d'autres forces y doivent nécessairement contribuer aussi, et ces forces, sans doute, ne sont autres que la combinaison chimique de corps organiques avec des substances inorganiques. Nous ne possédons jusqu'ici aucune analyse spéciale des boues minérales de Nenndorf, faite dans les derniers temps; en 1825 encore, l'opinion de Wœhler, à ce sujet, était qu'il est impossible de fournir une analyse exacte d'une masse si mêlée et soumise encore d'une manière continue à un procès de transformation; il s'appuyait en cela sur la raison bien évidente pour les chimistes, qu'on ne saurait déterminer si le résultat obtenu par l'analyse est un produit de la combinaison ou une substance fournie par l'élimination. Par ces motifs, nous ne mentionnerons ici que les rapports physiques et chimiques généraux des boues minérales.

Les boues minérales de Nenndorf doivent être rangées parmi les boues sulfureuses, ce qui ressort suffisamment de leur contenu visible et prédominant de soufre et d'hydrogène sulfuré. Par suite du mélange d'une légère quantité d'argile, elles ne s'agglutinent pas à la peau et s'en détachent facilement dans le bain destiné à nettoyer la peau.

Sous le rapport de leurs parties constituantes gazeuses, elles renferment non-seulement l'acide hydrosulfurique et l'acide carbonique, dont elles sont fortement chargées, mais aussi l'hydrogène carboné et l'azote. Quant aux parties solides, outre une quantité considérable de soufre libre, mélangé dans la masse par un procédé mécanique naturel, soufre qui provient sans doute, sous forme de lait de soufre, de l'élimination successive de l'hydrogène sulfuré, elles contiennent aussi une grande masse d'hydrosulfate de calcium, ce dont il est facile de se convaincre, vu qu'après une ébullition prolongée et après la cessation complète du dégagement de l'hydrogène sulfuré, on obtient de nouveau ce dernier gaz, en les traitant par quelque acide.

On peut en extraire aussi les parties constituantes de nature putride, en soumettant les boues à l'action d'une légère dissolution de potasse caustique; par la réaction de l'acide muriatique et de l'acide acétique, il se fait alors un précipité gris foncé d'une masse putride sulfureuse. Les boues minérales fraîchement obtenues répandent aussi dans le bain, lorsqu'elles sont chauffées, une odeur de putréfaction végétale, odeur qui augmente chaque jour considérablement, en réchauffant les mêmes boues. Leur contenu d'acide hydrosulfurique et de ses combinaisons se reconnaît par les précipités qu'on obtient, si, après avoir traité les matières putrides par un excès d'acide acétique, on les soumet à une dissolution de potasse avec un acétate de cuivre et de plomb. Elles contiennent, en outre, encore des sels alcalins et terreux, et une petite quantité d'argile, de silice et de matière extractive. En soumettant les boues séchées avec soin à l'action continue du feu, jusqu'au rouge, avec un courant d'air, elles perdent 43,63 pour cent de leur poids; à l'état de siccité complète, elles présentent une masse grise, terreuse, qui contient les substances inorganiques ordinaires de l'humus, ainsi que les sels des sources sulfureuses. En soumettant à une distillation excessive les boues séchées, elles présentent les qualités d'une substance organique très-riche en azote, et les produits liquides fournis par la distillation contiennent beaucoup de combinaisons d'ammoniaque.

C. *Les sources salines.*

Les sources d'eaux salées, dont l'usine de Rodenberg extrait le sel marin et qui sont utilisées dans la préparation des bains à Nenndorf, sortent de terre à Sooldorf, village à une lieue de Nenndorf et à une demi-lieue de Rodenberg, et sont conduites dans les deux derniers endroits au moyen de tuyaux souterrains. Dans le temps, il y avait tout près de Rodenberg un établissement particulier de bains salins que les baigneurs de Nenndorf allaient visiter moyennant un service régulier de diligences, organisé dans ce but; mais en 1842 cet établissement succursal a été supprimé et les eaux salées ont été conduites artificiellement sous terre jusqu'à Nenndorf. D'après Bunsen, l'eau saline prise à l'ouverture du forage artésien, qui est celle dont on se sert pour les bains, contient à la température de -+- 9 degrés R., avec un poids spécifique de 1,492, en parties solides dégagées d'eau, sur 10,000 grammes :

		En une liv. de seize onces pr.
Chlorure de sodium	532,840 gr.	409,221 gr.
Chlorure de potassium	6,240	4,792
Chlorure de calcium	7,516	5,772
Chlorure de magnésium	18,615	14,296
Sulfate de calcium	49,708	38,175
Dissous dans l'acide carbonique. .	1,284	0,986
Hydrosulfate de calcium	0,119	0,091
	616,322	473,333

Des traces de sels d'ammoniaque et de bitume.

En parties gazeuses, 10,000 mètres cubes contiennent :

		En une liv. pr.
Hydrogène sulfuré.	83,4 cm. c.	3,717 cm. c.
Acide carbonique	1715,7	76,485
Azote	1078,0	48,057
Hydrogène carboné	39,0	1,738

Dans l'eau salée non graduée des salines de Nenndorf, on ne trouve que des traces d'iode et de brôme; ces deux substances sont contenues, au contraire, en proportion plus forte dans les eaux-mères (*Mutter-lauge*) de la saline. La présence dans les eaux du brôme, qui y est plus abondant que l'iode et combiné avec la magnésie, se reconnaît de suite en faisant agir sur elles un chlorure; le liquide prend immédiatement une teinte jaune; on peut en extraire ensuite facilement le brôme au moyen de l'éther, et l'obtenir ainsi isolé. C'est pour cette raison qu'on emploie dans des cas indiqués les eaux-mères comme adjonction des bains salins aussi bien que des bains de boues minérales.

Un mélange de parties égales en poids d'eau salée et d'eau sulfureuse de la source du souterrain contient, d'après Bunsen:

Chlorure de sodium	269,465 gr.
Chlorure de potassium	3,205
Chlorure de calcium	3,170
Chlorure de magnésium	11,614
Sulfate de calcium dégagé d'eau	34,858
Carbonate de calcium dissous dans l'acide carbonique	3,432
Hydrosulfate de calcium	0,313
Hydrogène sulfuré	0,122
Acide carbonique libre	1,928
Azote	0,702
Hydrogène carboné	0,012
	328,821

1000 mètres cubes de cette eau devraient donc, d'après les données, fournir 213,6 mètres cubes d'hydrogène libre et combiné, mais ils n'en contiennent que

149,6 ; par conséquent il ne se perd, pendant la préparation du bain, qu'un quart environ de la quantité totale d'hydrogène sulfuré.

CHAPITRE IV.

APPAREIL MÉDICAL DE NENNDORF ; SES EFFETS THÉRAPEUTIQUES GÉNÉRAUX ET PARTICULIERS DANS SES DIFFÉRENTS MODES D'EMPLOI.

Après avoir décrit les qualités physiques et chimiques des eaux de Nenndorf, notre tâche consistera à donner une description détaillée des différents modes de leur emploi, ainsi que de tout l'appareil médical de cet endroit, qui se compose : 1º du traitement interne sous forme de boisson ; 2º du traitement externe sous forme de bains ; 3º des bains salins et des bains mixtes sulfuro-salins ; 4º des bains en arrosoir et en chute d'eau ; 5º des étuves et des douches de vapeur ; 6º des douches d'eau sulfureuse ; 7º des bains de boues minérales ; 8º des bains gazeux et des douches gazeuses ; 9º de l'établissement de petit-lait.

Je donnerai donc d'abord une description exacte de l'arrangement et de l'état actuel de chacun de ces moyens thérapeutiques, dont je développerai ensuite l'action isolée sur l'organisme, ses qualités thérapeutiques générales, ainsi que les indications et les contre-indications.

1. *Traitement interne sous forme de boisson.*

La source employée de préférence dans ce but est celle dite *Trinkquelle* (source pour la boisson) ; en 1843, elle fut abritée par un pavillon qui par la beauté de son architecture sert d'ornement à la promenade adjacente. On peut y puiser l'eau au moyen d'une pompe aussi bien qu'à la main, l'orifice de la source étant en plein air et recouvert seulement d'un couvercle. La combinaison intime susmentionnée.de l'hydrogène sulfuré avec l'eau favorisant aussi extrêmement l'emploi de nos eaux à l'étranger, on en exporte chaque année, dans différentes contrées, quelques milliers de bouteilles.

Comme il est rare qu'on administre notre eau exclusivement en boisson, et qu'on en combine ordinairement l'usage interne avec les bains, il est difficile d'exposer séparément dans cet aperçu, d'un côté les effets primaires, de l'autre les effets secondaires du traitement. Ce qui est certain, c'est que ces effets résultent principalement de la proportion d'hydrogène sulfuré, d'acide carbonique et de différents sulfates. Prises en doses modiques, elles exercent sur les organes de la digestion une influence qui, certes, n'est pas défavorable. Quelque répugnantes que soient pour beaucoup de malades, au commencement de leur cure, l'odeur et la saveur de ces eaux, la plupart d'entre eux s'y accoutument cependant de bonne heure, y trouvent même du goût, si je puis m'exprimer ainsi. Aussi les habitants des environs en font-ils pendant l'été un usage journalier et copieux, dans la conviction où ils sont, conviction confirmée du reste par l'expérience, que l'ingestion de nos eaux ne saurait nuire, quand même le corps est très-échauffé par le mouvement. Parvenue dans l'estomac, elle y produit immédiatement une sensation de chaleur vivifiante, un peu plus tard elle occasionne des renvois flatulents avec une odeur et une saveur d'œufs pourris; elle y neutralise les acides qu'elle rencontre, les fait disparaître totalement, ainsi que les mucosités anormales, et procure déjà pendant son emploi un appétit réglé, souvent même exalté. L'usage imprudent qu'on en fait, l'inobservation du régime prescrit et l'atonie des organes digestifs peuvent seuls donner lieu à des accidents gastriques et à des phénomènes de congestion. Au reste, l'action de l'eau sulfurée sur le canal intestinal est tellement variée qu'on ne saurait établir à ce sujet des règles générales.

Dans les premiers jours du traitement, les doses modérées amènent souvent une constipation qui disparaît plus tard. Les personnes replètes et bien nourries sont affectées ordinairement de diarrhée, pendant que celles d'une constitution sèche et qui sont disposées à des obstructions habituelles, en éprouvent une légère constipation. Des doses plus grandes, six à huit gobelets, par exemple de six onces chacun, procurent ordinairement des selles délayées, pendant que de petites doses de un à deux gobelets amènent la constipation. Ce dernier phénomène fut observé aussi dans l'emploi qu'on en fit chez des malades cholériques. Cette épidémie s'étant montrée isolément dans un village du comté voisin de Bückebourg, de petites doses de nos eaux sulfureuses administrées dans cette affection furent d'une efficacité remarquable contre les vomissements et les diarrhées; de plus, la même observation a été faite aussi à Berlin. Par suite de l'action exercée par nos eaux sur le canal intestinal, je vis souvent délivrer du ténia des malades qui étaient venus se faire traiter ici pour des affections toutes différentes. L'usage interne de nos eaux favorise extrêmement la sécrétion urinaire, quoique celle-ci ne se fasse pas toujours dans la proportion de l'eau ingérée. On remarque quelquefois dans le vase des sédiments ainsi que des pellicules irisées en suspension dans le liquide, souvent aussi des précipités rougeâtres et des grains d'acide urique. Ce qui distingue ordinairement l'urine pendant le traitement par nos eaux, c'est un état d'acidité prédominant et une augmentation d'urée; je cherchai en vain à découvrir aussi l'acide hydrosulfurique dans le produit fourni par l'urine des malades exclusivement soumis au traitement interne, quoique j'eusse découvert quelquefois cette substance dans leur sueur. Il n'est pas rare de voir augmenter l'activité de la peau ainsi que la sécrétion des membranes muqueuses, surtout de celles des bronches, des intestins et des parties génitales. Les personnes affectées d'hémorrhoïdes en éprouvent quelquefois des éliminations sanguines pendant que les boutons hémorrhoïdaux finissent par disparaître; il est rare qu'elles provoquent de la salivation, lorsque l'emploi du mercure ne les a pas précédées.

2. *Les bains sulfureux.*

On les prépare en mêlant les eaux de la source pour bains à celles de la source pour boisson qui est située dans le souterrain. Tous les bains sulfureux-salins, ainsi que les bains en arrosoir, en chute d'eau et les douches, se donnent exclusivement dans la grande maison de bain, de 291 pieds de long et de 35 de large, qui a été construite en forme de demi-cercle au fond de l'esplanade des tilleuls. Ce bâtiment, dont le premier étage, outre le logement du premier médecin résident, contient aussi 30 chambres à la disposition des baigneurs, renferme 31 cabinets de bains avec 40 baignoires. Ces cabinets, dont 12 sont composés de deux pièces, d'un compartiment de bain et d'un cabinet attenant, sont en partie tapissés, en partie badigeonnés de gris, et contiennent tout ce que le baigneur peut désirer pour sa commodité. Devant chaque baignoire se trouve un tapis, au-dessus d'elle un cordon de sonnette. Toutes les baignoires situées au niveau du plancher sont faites en pierre de taille d'un grain fin et d'une surface polie; elles sont vastes, assez profondes et contiennent en général 30 pieds cubes; quelques-unes en contiennent même 38 à 40. Un siége de bois avec une planche pour dossier garantit contre la sensation peu agréable qu'occasionnerait le contact immédiat de la pierre. Chaque baignoire est munie de deux robinets, l'un pour l'eau sulfureuse chaude, l'autre pour l'eau sulfureuse froide; la clef qui sert à les ouvrir et à les fermer est confiée à la personne chargée de la préparation du bain. Dans la plupart des baignoires, l'orifice des robinets a été armé d'un tuyau qui plonge au fond de la baignoire. Cet arrangement est destiné à obvier au jaillissement et à l'éparpillement de l'eau, et à parer par là à une perte éventuelle de l'acide hydrosulfurique.

Depuis 1842 le chauffage des bains se fait au moyen de vapeurs d'eau sulfureuse; cette méthode a l'avantage de laisser à l'eau des bains, quand elle est chauffée, son état primitif de limpidité et de transparence, ce qui prouve évidemment qu'il ne s'y est fait aucune décomposition chimique, tandis que dans le temps où on la faisait bouillir dans de grandes chaudières de cuivre, elle acquérait une nuance lactée, nuance que lui donnait le précipité de lait de soufre qui se faisait et qui était nécessairement accompagné d'une perte de gaz. La situation avantageuse de la maison de bains au-dessous du niveau des sources qui servent à les alimenter, permettant à l'eau sulfureuse de couler d'elle-même à travers les tuyaux dans les bains, selon les lois de la statique, on est dispensé de la pomper comme ailleurs. On peut avoir une certitude complète que l'eau des bains a subi aussi peu d'altération que possible et qu'elle n'a éprouvé aucune perte de gaz.

L'effet que produisent les bains sulfureux sur l'organisme varie suivant leur température, leur durée et suivant l'individualité du baigneur. Une température au-dessous de 24 degrés R. rendant pour ainsi dire nulle l'action de l'hydrogène sulfuré, on prescrit ordinairement 24 à 27 degrés R. A cette température on commence par éprouver une sensation de bien-être et de relâchement; souvent un besoin pressant d'uriner se fait sentir non-seulement après avoir séjourné assez longtemps dans le bain, mais aussi peu de moments après y être entré. Après le bain la peau est chaude, turgescente et d'une mollesse semblable à celle du velours. La fréquence du pouls, des pulsations du cœur et de la respiration augmente dans nos bains sulfureux bien plus que dans les bains chauds ordinaires d'eau douce. Suivant mes observations, la fréquence du pouls dans des bains de 25 à 27 degrés R. décroît de cinq à quinze pulsations; quelquefois, vers la fin du bain, la fréquence augmentait de nouveau de quelques pulsations. A une température au-dessus de 27 degrés R., je remarquai, soit un accroissement constant de fréquence, soit une décroissance finale de deux à trois pulsations, après qu'un accroissement sensible s'était établi au commencement.

Sur quarante cas observés, j'en ai trouvé trente et un où la respiration s'est ralentie de deux à trois mouvements, quatre où elle s'est accélérée d'une manière passagère et cinq où elle s'est accélérée d'une manière continue. Cette action calmante de nos eaux, qui s'exerce à un degré si élevé sur le pouls, sur les mouvements du cœur et sur la respiration, sert à expliquer différentes qualités thérapeutiques qui leur sont particulières. C'est là un fait constaté non-seulement par moi, mais aussi par tous les autres médecins qui ont été appelés jusqu'ici à exercer leur art à Nenndorf-les-Bains.

L'action de nos bains sulfureux, continuée pendant quelque temps, développe un accroissement d'activité de la peau, des reins et des membranes muqueuses, un abattement dans les membres, de la somnolence; souvent on a observé aussi un accroissement de douleur dans des parties du corps qui sont actuellement ou qui ont été, à une époque récente ou antérieure, même de quelques années, le siége d'une affection goutteuse rhumatismale. Ce phénomène est en général de bon augure, en ce qu'il est la preuve évidente du commencement ou de la persistance de l'action du traitement balnéaire. L'époque à laquelle ces symptômes se montrent est très-différente. Quelquefois on les observe après cinq à six jours de traitement; ils ont alors une importance critique. Quelquefois les bains occasionnent même une excitation fébrile qui exige la suspension du traitement pendant quelques jours. L'emploi externe de nos eaux sulfureuses ne produit que très-rarement des éruptions cutanées causées par les bains; s'il s'en montre quelquefois, il faut les attribuer moins à l'action des bains qu'à leur température trop élevée, à la grande chaleur de l'été ainsi qu'à la délicatesse et à la sensibilité excessive du système cutané. Ce qu'on y remarque alors ordinairement, ce sont des éruptions de forme arrondie et légèrement élevée, et rarement des taches d'une teinte foncée, comme dans le pourpre. Mais, quelles qu'en soient la forme et la couleur, elles n'ont aucune valeur prognostique. En analysant chimiquement la sueur et l'urine, on démontre clairement que par l'usage de nos bains il se fait une absorption, une combinaison de l'hydrogène sulfuré avec le sang. J'ai souvent observé qu'après l'usage exclusif des bains sulfureux tièdes ou chauds, l'urine, recueillie au sortir du bain et ayant une nuance normale, colorait d'un brun sale les papiers imprégnés d'acétate de plomb. Contrairement à l'opinion de Roth, qui prétend qu'après l'usage des bains de Weilbach[1] l'hydrogène sulfuré ne se rencontre pas dans l'urine, je puis certifier que l'observation que j'ai faite à ce sujet aux eaux de Nenndorf a été constatée aussi par Waitz[2] et par Græfe[3]. Nous savons d'ailleurs, par les expériences de Wœhler, que le soufre se transmet à l'urine après s'être transformé en acide sulfurique et en sulfure d'hydrogène[4].

Je ne saurais passer ici sous silence un phénomène qu'on a observé aussi dans d'autres établissements de bains sulfureux, mais dont on n'a pas encore donné jusqu'ici une explication suffisante, à savoir : la coloration en brun foncé ou noirâtre des ongles ou des parties recouvertes d'un épiderme épais, après un long

---

[1] S. Roth, *Das kalte Schwefelwasser zu Bad Weilbach*, publié à Mayence en 1847, p. 70.

[2] *Huf. Journ.*, vol. 16, Rec. 2, p. 21.

[3] *Die Gazquellen Deutschland's*, p. 146.

[4] Tiedemann's *Zeitschrift für Physiol.*, vol. 1, p. 305.

usage des eaux sulfureuses. Je ne veux pas parler ici de la coloration en noir qui résulte du plomb mêlé aux pommades, aux emplâtres et au fard, ni de celle qui se montre par l'action du gaz hydrogène sulfuré à la suite du contact prolongé d'une partie quelconque du corps avec d'autres métaux, mais de la coloration produite exclusivement par l'usage de nos bains. La partie du corps atteinte tout particulièrement de la goutte revêt ordinairement une couleur brun jaune ou brun foncé et acquiert même aussi un aspect complétement noir. La cause de cette coloration ne saurait être déterminée; ce qui est certain, c'est que les parties ferrugineuses de nos sources n'y sont pour rien, l'analyse chimique n'ayant pu constater leur présence dans nos eaux. La coloration a été néanmoins observée dans plusieurs cas où l'on avait fait antérieurement usage du mercure. Comme nous parlerons plus tard des indications générales de Nenndorf, je me bornerai ici à dire que nos bains sulfureux sont indiqués principalement dans les cas où l'usage interne de l'eau sulfureuse est contre-indiquée, où la maladie occupe spécialement les tissus extérieurs, où il y a une excitation démesurée du système nerveux, dans ceux où il s'agit d'imprimer au système cutané un accroissement d'activité soutenue; ils sont indiqués enfin dans les maladies invétérées, où ils viennent puissamment seconder le traitement interne sous forme de boisson.

Les nombreux succès du traitement suivi à Nenndorf sont dus à la boisson et aux bains sulfureux; en général, on peut recourir à ces deux modes d'emploi de nos eaux dans la plupart des maladies qui peuvent se guérir à Nenndorf, et dont nous parlerons ultérieurement.

Avant de prendre en considération les autres moyens
thérapeutiques, citons encore ici quelques manières
subordonnées de l'emploi de l'eau sulfureuse, telles que
les applications locales sous forme d'embrocations, de
lotions, de bains locaux, d'injections et de lavements, où
elle conserve le caractère particulier de son action, tout
en n'appuyant que localement le traitement général.
Les lavements d'eau sulfureuse peuvent être employés
encore, soit comme moyens simplement apéritifs, soit
dans les maladies du rectum et du système glandulaire
et veineux du bas-ventre.

3. *Les bains d'eau saline et les bains mixtes sulfureux-salins.*

En 1842, l'eau salée de la saline électorale dite usine
de Rodenberg fut conduite dans des tuyaux souterrains à Nenndorf, où, recueillie dans un réservoir, elle
coule d'elle-même, suivant les lois de la statique, dans
les différentes baignoires, et peut être envisagée comme
jaillissante dans ce dernier endroit, tandis que l'ancien
établissement de Rodenberg pour bains salés a été supprimé. Par suite de cette suppression, trois de nos baignoires sur les quarante qui existent ont été disposées exclusivement pour l'eau salée et dix-sept autres pour les
eaux sulfureuses et salées concurremment, de sorte que
le médecin a toute latitude possible pour ordonner le mélange des deux sortes d'eau, dans une proportion quelconque. Peu de contrées en Allemagne sont à même
d'offrir une association si heureuse d'une eau sulfureuse
aussi forte avec une eau saline aussi active, et je ne con-
nais que Kreuth-les-Bains qui possède en même temps

des sources d'eau sulfureuse et d'eau salée. Si, d'un côté, les sources salées de Nenndorf sont, sous le rapport de leur composition chimique, inférieures à quelques autres de même espèce, vu leur dose très-minime d'iode et de brôme, d'un autre côté, depuis leur association à nos eaux sulfureuses, elles sont devenues un moyen thérapeutique important, et le médecin peut aujourd'hui choisir à son gré, selon les différentes modifications des maladies à combattre, selon la forme variée qu'elles ont revêtue sur les lieux, soit l'une ou l'autre des sources, soit les deux conjointement. Voici, en général, notre manière de procéder : nous prescrivons exclusivement les bains salins dans les cas indiqués. Nous y recourons soit dans leur état de pureté, soit avec une addition d'eaux-mères, aussi bien comme bains préparatoires des bains sulfureux que comme bains complémentaires et toniques de ces derniers, et nous les employons enfin dans leur état mixte de bains sulfuro-salins. Les bains salés qu'on veut faire suivre de bains sulfureux sont surtout indiqués chez des individus d'une constitution délicate et faible, et qui sont encore dans la période de la puberté et affectés en même temps d'une sensibilité anormale des nerfs. Nous les employons comme cure complémentaire après l'usage de bains sulfureux et de boues minérales là où il s'agit de donner plus de tonicité à l'organe de la peau, ou de combattre soit sa susceptibilité excessive de réagir contre le changement de température, soit sa disposition aux sueurs abondantes ; en un mot, là où il s'agit de relever en général les forces perdues par l'épuisement qu'éprouvent quelques malades à la suite du traitement.

Les bains mixtes d'eau salée et d'eau sulfureuse ne

se neutralisent nullement dans leur action thérapeutique, ainsi que l'ont prétendu quelques théoréticiens. Au contraire, la nature, ainsi que le démontre l'analyse sus-mentionnée de nos sources, les a d'elle-même destinées à cette association et semble avoir indiqué une transition entre ces deux espèces de bains par la quantité assez considérable de gaz hydrogène sulfuré contenue dans nos eaux naturelles non graduées. Qu'il me soit permis de rappeler ici que dans la pratique privée nous imitons souvent ce mélange au moyen du sel marin, pour composer des bains sulfureux artificiels, employés avec succès. Si, comme nous l'avons dit, la disposition aux sueurs abondantes contre-indique l'usage des bains d'eau sulfureuse, une addition plus ou moins considérable d'eau salée suffit pour écarter cette contre-indication. Il en résulte en général pour nos bains sulfureux une action plus efficace sur le système lymphatique et le système glandulaire, et ces bains mixtes produisent par conséquent des effets sensibles partout où les maladies, pour lesquelles l'usage des bains est indiqué, sont compliquées avec une constitution scrofuleuse ou avec des scrofules développées.

Leur emploi est d'un grand secours dans les maladies suivantes : 1° la goutte, le rhumatisme, chez les sujets d'une peau délicate, vulnérable et en état de moiteur; 2° la goutte torpide accompagnée de grande faiblesse musculaire et d'épuisement par suite de la fréquence et de la violence des accès; 3° les soi-disant scrofules rhumatismales; 4° quelques maladies chroniques de la peau, principalement les dartres sèches jointes à une grande sensibilité de l'organe cutané; 5° les anomalies de la menstruation, la leucorrhée jointe à une constitution lymphatique et disposée aux scrofules.

La proportion d'eau sulfureuse et d'eau salée pour les bains mixtes doit être réglée selon les circonstances spéciales du cas individuel.

4. *Les bains en arrosoir et en chute d'eau.*

Ces trois bains furent arrangés à neuf en 1845; ils sont de hauteur et de force différentes. Le baigneur se trouve dans un bain entier ou dans un demi-bain d'eau sulfuro-saline, et y reçoit, moyennant un mécanisme très-simple, par intervalles de cinq à dix minutes, la chute d'eau saline froide. Ils sont d'un grand succès dans les céphalalgies goutteuses et rhumatismales, dans les prédispositions à la migraine et dans l'inertie de la peau.

5. *Les bains de vapeur et les douches de vapeur.*

Ils se trouvent au rez-de-chaussée de l'aile de la grande maison de bains et sont donnés, comme d'habitude, dans des étuves avantageusement construites, où tout le corps du malade, à l'exception de la tête, est emboîté dans une atmosphère de vapeur. Dans le même cabinet il y a aussi une baignoire pour prendre, au sortir de l'étuve, un bain d'eau sulfureuse afin de se nettoyer. Le degré de température donné ordinairement à la vapeur varie entre 32 et 40 degrés R. On agit principalement sur le système cutané au moyen de ces vapeurs d'eau sulfureuse imprégnée du gaz sulfureux, d'une température et d'une condensation plus ou moins élevées. Rarement le malade y reste plus d'un quart d'heure; on emploie toujours les applications d'eau froide quand l'individualité du baigneur l'exige. Il est rare qu'on ait besoin d'en prendre plus de six à huit, ces bains étant d'une efficacité énergique. Une chambre contiguë au cabinet de bain est munie de plusieurs canapés pour y attendre la fin de la transpiration ou pour y rester encore quelque temps après qu'elle s'est terminée, avant de s'exposer à l'air. Il y a aussi à la disposition des malades qui ne demeurent pas dans la maison de bains des chaises à porteur toujours prêtes pour les transporter dans leurs logis. Les bains de vapeur sont d'une grande efficacité dans toutes les affections résultant de l'activité supprimée de la peau, dans la goutte douloureuse accompagnée de tuméfaction, dans les contractures, dans la torpeur générale de la peau, dans les maladies cutanées opiniâtres et de grande étendue, entre autres le psoriasis et le prurit invétérés, dans l'excès de sécheresse de la peau.

En dirigeant dans un tuyau les vapeurs qui alimentent les étuves, on peut, au moyen d'un mécanisme approprié, s'en servir pour donner des douches de vapeur dont l'effet est en général analogue aux douches sulfureuses, ayant cependant sur ces dernières l'avantage d'être plus énergiques et plus pénétrantes.

6. *Les douches d'eau sulfureuse.*

Pour donner ces douches, on a arrangé quatre cabinets de bains qui ont près du fond une ouverture par laquelle on fait passer un tuyau élastique. Dans le cabinet attenant se trouvent des pompes à bras que deux hommes

de peine font fonctionner avec plus ou moins de vitesse,
selon l'énergie prescrite. Les embouchures sont d'un ca-
libre différent; il y en a aussi quelques-unes qui ont six
ouvertures, arrangement qui permet de donner des
douches en arrosoir. On sait que l'effet des douches provient moins de la composition chimique du jet d'eau que
de la température, du degré d'énergie ainsi que de l'angle
d'incidence du même jet. Généralement nos douches se
donnent au moyen d'eau sulfureuse tiède, rarement
nous l'employons froide; on peut les avoir dans tous les
degrés de force désirable, depuis le plus faible jusqu'au
plus énergique. On les prend d'ordinaire à la suite d'un
bain général, rarement on les emploie sans les avoir fait
précéder par celui-ci. Le personnel de service pour les
bains est très-exercé dans la manière de donner les
douches, mais il n'est autorisé à diriger le jet d'eau que
sur la partie particulièrement désignée par le médecin.
Nous avons aussi une douche ascendante à laquelle nous
recourons dans les maladies de l'utérus et dans celles
du rectum. L'action généralement connue et si efficace
des douches contre les affections locales des articulations, provenant de goutte et de rhumatisme invétérés,
telles que les paralysies, les dépôts, a aussi été pleinement constatée par moi à Nenndorf. Je me fais un devoir de signaler encore les grands avantages qu'on retire
de l'emploi alternatif des douches de vapeur et de la
douche froide d'eau sulfureuse, pour la résolution de
quelques tumeurs, de quelques indurations du tissu cellulaire. Les douches amènent aussi et accélèrent même
la métamorphose rétrograde des exanthèmes combinés
avec une dégénérescence hypertrophique, dans les dartres
squammeuses opiniâtres entre autres.

7. *Les bains de boues minérales.*

L'établissement de ces bains doit son existence au gouvernement du royaume de Westphalie, qui les érigea en 1809 ; ils occupent, sous le rapport de l'ancienneté, le second rang parmi les bains de ce genre en Allemagne, ceux d'Eilsen, érigés en 1802, étant les seuls qui leur soient antérieurs. L'ancienne Maison-des-Bains-de-Boues, située derrière le grand Hôtel des Bains, à proximité du Moulin-des-Boues, ainsi que des deux réservoirs de celle-ci, ne contenait primitivement que dix baignoires de bois, portatives ; mais ne pouvant suffire aux demandes toujours plus nombreuses des bains, elle fut agrandie d'année en année. En 1840 on construisit, à cet effet, une nouvelle maison massive, attenante à l'aile gauche de la maison de bains ; plus tard l'ancienne maison fut tellement élargie, que les deux possèdent maintenant à la disposition des malades quarante baignoires de pierre à fleur de terre, dont on se sert pour les bains de boues. Elles ont la même forme que celles des eaux sulfureuses ; seulement elles sont d'une contenance plus grande, principalement dans la vieille maison. Elles sont avantageusement placées dans seize chambres hautes et bien aérées, qui renferment en outre une baignoire pour le nettoyage du corps. On emploie, à cet effet, suivant l'ordonnance du médecin, l'eau sulfureuse aussi bien que l'eau de fontaine. Dans ce bain, dont la température doit être en général plus élevée, pour éviter un frisson, les boues se détachent facilement. Des baignoires où l'on se baigne en commun ne sont pas usitées dans notre établissement ; mais chaque baigneur reçoit son bain de boues, dont il se sert exclusivement, pendant toute la durée de son traitement, dans une baignoire numérotée, surmontée d'un couvercle avec une serrure. Depuis 1842 jusqu'en 1850, le nombre moyen des bains de boues donnés dans chaque saison était de 1600.

Les gisements ou dépôts naturels des boues employées à Nenndorf sont à une demi-lieue de cet endroit, près du village d'Algesdorf, dans le terrain marécageux d'une excavation formée par les montagnes ; au travers de cette couche marécageuse filtrent quantité de sources sulfureuses qui, par les décompositions et les précipités qu'elles effectuent depuis des siècles, ont imprégné de boue sulfureuse, d'une nature toute particulière, les différentes espèces de terre dont cette couche est composée (terre limoneuse et marécageuse avec des restes de matières végétales), et ont fini par former un dépôt considérable et très-riche en soufre mêlé à la masse. Les couches supérieures, d'une consistance légère, tombant d'elles-mêmes, entraînées par les lois de la pesanteur, dans cette excavation, et les sources sulfureuses se répandant sans cesse dans le terrain de consistance molle et le pénétrant intimement, on est sûr d'avoir à sa disposition, pour le service des bains, un magasin de boues inépuisable. Ces boues, formées de la sorte par un procédé de la nature et dont nous avons mentionné ci-dessus les qualités physiques et chimiques, sont donc employées après avoir subi aussi peu d'altération que possible ; en effet, on les extrait en automne, on en sépare, par différents tamisages, les substances organiques grossières et non décomposées, et dans cet état on les conserve pendant l'hiver dans de grands réservoirs couverts. Ceux-ci sont disposés de manière à ce que notre source la plus riche en soufre y coule et couvre sans cesse de deux pieds d'eau sulfureuse les boues recueillies, et qui, par suite, sont fortement imprégnées des précipités qu'elle y forme. Soumises de la sorte à une fermentation continuelle et progressive pendant tout l'hiver, elles sont remuées tous les quinze jours et fortement brassées. Pendant le traitement on les transporte, dans des baquets, dans les baignoires, d'où on les fait écouler après le bain par une ouverture ménagée au fond. On les délaie dans les baignoires mêmes moyennant une quantité suffisante d'eau sulfureuse. On leur y donne aussi la température requise au moyen de vapeurs d'eau sulfureuse. Le patient ne se sert qu'une fois par jour d'un bain de boues; le lendemain, avant le chauffage du bain, on y fait une addition de nouvelles boues.

Outre leur odeur d'hydrogène sulfuré, elle répandent, lors du chauffage, une odeur putride de matières végétales très-sensible, odeur qui augmente tous les jours considérablement en réchauffant les mêmes boues. Cette fermentation progressive, moyennant la décomposition des sulfates par l'action des matières organiques, semble augmenter en même temps la proportion de soufre contenu dans les boues; elle justifie pleinement la méthode usitée à Nenndorf de ne changer les boues qu'après le sixième bain, en n'y mêlant chaque jour que la quantité suffisante de boues pour les empêcher de devenir trop délayées par les vapeurs aqueuses de l'eau sulfureuse introduites dans la masse pendant le chauffage. Il est bien rare qu'on donne un seul bain de boues, par la raison bien simple qu'un seul bain ne saurait être de

quelque efficacité; ordinairement on en prend six qui
composent ce qu'on appelle une *tournée (Satz)*. Les
boues obtenues de cette manière et employées comme
moyen thérapeutique ont été maltraitées jusqu'ici par
quelques médecins qui ne connaissaient pas notre établissement ou qui ne voulaient pas le connaître, qui les
taxaient de production artificielle et les rendaient sus-
pectes. On ne pouvait comprendre ou l'on refusait de
comprendre d'où nous tirions chaque saison l'immense
quantité de boues employées, parce qu'on ne voulait
pas se donner la peine d'aller visiter nos dépôts naturels de boues minérales, et parce que, contrairement à
ce qu'on observe dans d'autres établissements de ce
genre, qui étalent en plein air leurs boues, on ne remarque nullement les nôtres, les réservoirs qui les contiennent étant couverts et garantis par là contre la pluie
et contre une détérioration quelconque. Au reste, quoique couverts, ceux-ci ne sont pas inaccessibles au visiteur curieux de les examiner, et ils ne sont pas non plus
si hérmétiquement fermés qu'il ne puisse se convaincre par lui-même qu'il y existe un approvisionne-
ment suffisant pour une saison entière. Sans doute, si
par boues minérales naturelles on entend celles dont on
peut se servir immédiatement à la température que leur
donne la nature elle-même, sans le secours du chauffage artificiel, telles que les boues d'Albano, d'Acqui,
de Saint-Amant, ou telles que celles du lac salé de Sack,
en Crimée, minéralisées par le muriate de soude, lesquelles toutes peuvent être employées sans autre préparation, parce qu'elles ont acquis la température requise,
soit par la chaleur naturelle des eaux thermales dont les
boues employées peuvent être considérées comme for-

mant le précipité, soit par suite de l'influence des rayons solaires; si c'est là, dis-je, ce qu'on entend par boues minérales naturelles, on ne saurait y ranger celles de Nenndorf, pas plus que celles du reste de l'Allemagne qui toutes aussi bien que les nôtres ont besoin d'un chauffage artificiel; mais si par boues minérales naturelles on entend celles qui sont extraites de dépôts marécageux formés depuis des siècles par la nature elle-même sous l'influence de l'eau sulfureuse sur la terre marécageuse, et qui ne sont soumises qu'au nettoyage et au chauffage artificiel nécessaires, les boues de Nenndorf peuvent revendiquer pour elles de plein droit cette dénomination, tandis qu'on ne peut strictement considérer comme artificielles que celles qu'on fabrique par un mélange de fantaisie, de terre marécageuse ou limoneuse avec de l'eau soufrée, et qui sont, à l'égard des boues naturelles, ce que les eaux minérales artificielles sont à l'égard des eaux minérales naturelles.

La consistance et la température de nos bains de boues sont différentes et se règlent toujours sur la nature de la maladie et l'individualité du malade; cependant la température ordinairement prescrite est entre 27 et 30 degrés R. Ce dont on fait encore un usage fréquent à Nenndorf, ce sont les boues minérales sous forme de bains de mains, de bras et de pieds; on les emploie aussi en frictions et en fomentations; une adjonction plus ou moins forte d'eaux-mères a produit dans certains cas appropriés des effets signalés. Il est sans doute d'autant plus superflu de ma part de faire ici l'éloge de l'efficacité thérapeutique des bains de boues, que leur grande utilité a été constatée depuis longtemps par l'expérience. S'il reste encore quelque doute à cet égard, il concerne plutôt la substance des boues à laquelle il faut attribuer précisément les grands effets qu'elles produisent. En consultant les connaissances actuelles que nous avons à cet égard, l'action des boues ne peut s'expliquer que par leurs qualités physiques et chimiques. Les qualités physiques particulières et essentielles qu'il faut prendre en considération sont : leur consistance épaisse; leur grand poids spécifique, agissant sur le corps par une pression plus forte; leur température, d'une durée plus longue et provenant de leur qualité de mauvais conducteurs du calorique, et enfin le dégagement des gaz qui s'y opère par suite d'un travail continuel de fermentation. On n'a pas encore déterminé jusqu'ici, si l'influence de quelque électricité qu'elles développent, s'y fait sentir aussi. Les qualités chimiques générales des boues sont celles des eaux-mères qui ont concouru à leur formation; par conséquent, dans les boues sulfureuses on rencontrera principalement celles de l'hydrogène sulfuré et du soufre libre. S'il faut attribuer à leurs qualités physiques ci-dessus mentionnées, surtout dans leur manière d'agir comme cataplasmes émollients, l'influence qu'elles exercent sur la vie végétative et plastique, sur la circulation dans le tissu cutané et cellulaire; si le résultat de leur action s'y manifeste par une activité qui dispose à l'élimination de substances usées et à l'assimilation d'éléments vitaux, et qui amène une métamorphose de résorption, c'est aux proportions d'hydrogène sulfuré et de soufre libre qu'il faut attribuer cette action, qui est identique avec les effets généralement connus de ces substances dans mainte forme de maladie spéciale. Or, les effets produits par les boues sulfureuses ne sont pas partout les mêmes; elles ont plutôt toutes des manières d'agir particulières, qu'il est impossible de déterminer par l'étude de leur analyse chimique, mais qu'on peut caractériser en étudiant la manière dont l'organisme humain réagit contre elles. J'esquisserai donc ici en peu de mots ce que l'expérience pratique nous a appris touchant les effets primaires des boues de Nenndorf, pendant et après leur usage méthodique.

La première sensation éprouvée par le baigneur est une impression particulière générale, et, si la température est bien réglée, une chaleur agréable et plus intense que celle d'un bain d'eau. Par suite de la pression extraordinaire exercée sur la périphérie du corps, ainsi que de la compression du bas-ventre, il éprouve d'ordinaire au commencement une légère dyspnée, qui cependant est de peu de durée, quand les poumons ne sont pas affectés. La peau rougit, devient turgescente, pendant qu'on éprouve à sa surface un sentiment de démangeaison et de cuisson; souvent même, une sueur abondante se montre déjà dans le bain, au point que la figure en ruisselle. La fréquence du pouls augmente généralement, tandis que le même phénomène ne se montre pas à l'égard de la respiration et des pulsations du cœur. Par suite de la forte compression et du refoulement des parois abdominales, au point qu'on peut palper, à travers les téguments, la colonne vertébrale, il se fait une accélération du mouvement péristaltique, il y a expulsion de flatuosités, des renvois flatulents, l'appétit est augmenté. Immédiatement après le bain, il y a ordinairement un accroissement de sécrétion urinaire et une transpiration abondante. Après une série de huit à dix bains, on dirait quelquefois que l'état du baigneur empire, présentant alors de l'analogie avec l'état produit par les bains sulfureux, ci-dessus mentionné, tel que lassitude, abattement, accroissement des douleurs, etc. Il se manifeste des symptômes critiques, rougeur de la peau, appelée vulgairement *poussée*, éruptions papulaires, éliminations hémorrhoïdales sanguinolentes. Or, à propos d'action particulière, nous devons signaler comme telle l'accélération ci-dessus rapportée du pouls, observée particulièrement dans l'emploi des boues minérales de Nenndorf. En effet, il s'y manifeste la plupart du temps un accroissement de fréquence du pouls jusqu'à un certain point indépendant de toute influence étrangère et de la constitution individuelle du baigneur; cet accroissement est, en terme moyen, de huit à dix pulsations. Le pouls en même temps devient plus plein; il se produit facilement des congestions vers la tête et la poitrine. Je puis certifier comme pleinement constaté ce dernier phénomène, que tous les médecins qui ont exercé avant moi l'art médical à Nenndorf ont observé, non-seulement chez les patients, mais aussi chez les personnes bien portantes; moi aussi j'ai fait, pour m'assurer de cette particularité, de nombreux essais, tant sur moi-même que sur d'autres, et j'ai acquis le résultat que, toutes choses d'ailleurs égales, dans un bain de 27 à 29 degrés R. il y a eu, dans quarante et un cas sur cinquante, accélération du pouls, de huit à dix pulsations. Ce phénomène fut encore plus prononcé chez les sujets bien nourris, sanguins et d'une constitution sensible; je l'ai observé assez souvent sur les personnes de nature torpide; rarement j'ai été à même d'en constater l'absence complète. A mon avis, il résulte de l'influence excitante du milieu très-dense sur le système cutané, principalement sur le système nerveux périphérique et capillaire.

Cette action accélératrice du pouls, observée pendant l'usage de nos bains de boues, a donné lieu, dans le temps, à quelques discussions; les médecins résidents d'autres bains sulfureux dans lesquels on fait aussi simultanément usage de boues, entre autres Zägel à Eilsen, s'étant inscrits en faux contre ce phénomène, en s'étayant du phénomène contraire, le ralentissement du pouls, qu'ils ont observé dans l'emploi de leurs bains de boues. On s'est borné à nier purement et simplement les faits que j'ai observés, ou bien on a cherché à en donner une explication fondée sur des circonstances accidentelles, telles que le peu d'espace des cabinets de bains de Nenndorf, et, par conséquent, l'air trop chaud qu'ils contiennent, la température trop élevée que nous prescrivons pour les bains. A cela nous répondons que, pour supprimer un fait, il ne suffit pas de le nier; et l'on peut avancer hardiment que, de la manière dont ces messieurs procèdent dans leur argumentation, les discussions soulevées resteront toujours sans décision. Quant à leurs arguties sur la petitesse de nos cabinets de bains, je puis certifier que nulle part ailleurs je n'en ai trouvé d'aussi spacieux que dans notre nouvel établissement; ils sont en outre très-élevés et pourvus d'appareils nécessaires pour le renouvellement de l'air; pour ce qui concerne la température de nos bains, je conviens que nous la prescrivons un peu plus élevée qu'à Eilsen, dans la plupart des cas de 27 à 29 degrés R. parce que nous aimons à produire des effets sudorifiques; néanmoins, même en ne les donnant qu'à 26 degrés, j'ai encore observé l'accroissement du pouls en question[1]. Je vais encore plus loin, en disant que cette action particulière de nos bains de boues est tellement constante que rarement on peut en remarquer l'absence, même dans leur emploi seulement local et très-restreint, sous forme de bains de mains et de bains de pieds. C'est ce qui fait que les bains de boues de Nenndorf ne doivent être ordonnés qu'avec beaucoup de circonspection, après un examen sévère de l'individualité du baigneur et une appréciation rigoureuse de la forme de sa maladie; c'est pour cela qu'on ne peut y recourir que sous la surveillance constante d'un médecin; mais, d'un autre côté, c'est aussi pour cela qu'ils sont d'un grand secours là où des moyens moins efficaces ne sont pas à même de produire une réaction suffisante. C'est pour le même motif encore que les patients d'une constitution replète et portés aux congestions, font souvent préalablement une saignée, soit locale, soit générale; qu'on ne leur permet jamais d'entrer dans le bain, aussitôt arrivés, ou dans un état d'échauffement; qu'ordinairement on leur fait, pendant le bain, des applications d'eau froide sur la tête, et que, si on néglige cette dernière précaution, ils se sentent la tête prise avec une douleur confuse dans l'encéphale, qui dure même quelques heures après le bain.

Nos bains de boues sont contre-indiqués dans tous les états fébriles, dans les hypérémies et les hémorrhagies actives, dans les anomalies organiques du cœur, des grands troncs vasculaires et des poumons, dans la sensibilité excessive du système nerveux, ainsi que pendant la durée de la menstruation et de la grossesse. Ils

---

[1] Voyez à ce sujet, le *Journal de Hufeland*, cahier de mars 1843.

sont le plus appropriés aux constitutions torpides, phlegmatiques, lymphatico-veineuses; néanmoins, en prenant
les précautions convenables, on peut les employer aussi
chez les sujets d'une nature délicate et même chez les
enfants.

S'il s'agit de déterminer quels sont les effets généraux
que produisent les bains de boues de Nenndorf, je dirai
que leur action primaire s'exerce d'abord sur la peau,
en y portant l'excitation et l'animation dans tous les sens,
en y stimulant le réseau nerveux périphérique, en y accé-
lérant la circulation sanguine dans les capillaires, en
vivifiant l'acte de la résorption, de la sécrétion et de l'excrétion tégumentaires; secondairement, ils améliorent et
fortifient d'une manière durable toute la métamorphose
du système cutané. De ce point de départ, l'action se
communique aux tissus les plus rapprochés, à la substance cellulaire sous-cutanée et intermusculaire, au
système lymphatique et au système glandulaire, aux fila-
ments fibreux et aux humeurs séreuses, aux muscles, aux
gaînes des tendons, aux os et aux cartilages, aux ligaments des articulations et aux enveloppes des nerfs, et
même aux membranes muqueuses et aux viscères paren-
chymateux; partout elle stimule fortement l'élimination
et l'assimilation de la substance; elle active la résorption
et favorise une néoplastie normale. En stimulant éner-
giquement la peau, ces bains de boues exercent une action dérivative sur les parties intérieures, notamment,
par antagonisme, sur les membranes muqueuses du
canal intestinal et des organes de la respiration, dont
ils diminuent la sécrétion. Ils se distinguent en cela de
nos bains d'eaux sulfureuses dont l'action est plus générale, qui pénètrent l'organisme d'une manière plus

chimique, et dans l'emploi desquels il faut compter surtout avec l'action pharmaco-dynamique de leur contenu de sels et d'acide hydrosulfurique. Pour nous résumer, nous dirons donc que la sphère d'activité des bains de boues sulfureuses est la vie végétative, que l'action qu'ils exercent sur la vie sanguine et nerveuse est déjà moins directe, plus éloignée et par conséquent seulement secondaire. Le caractère principal de cette action consiste dans l'excitation, l'augmentation de l'activité et l'accélération de l'assimilation; à quoi il faut ajouter encore cette force qui résulte pour eux d'une manière particulière de leurs proportions d'hydrogène sulfuré et de soufre libre.

Les formes spéciales de maladies, dans lesquelles l'emploi, soit général, soit local, de nos bains de boues sulfureuses manifeste une efficacité particulière, sont : Faiblesse générale du système cutané, provenant de l'inertie et du défaut de stimulation de cet organe ; maladies chroniques de la peau avec caractère torpide et altérations considérables de structure, goutte et rhumatisme d'une certaine gravité et surtout les terminaisons de ces deux affections, telles que dépôts, contractures, fausses ankyloses, névralgies, paralysies symptomatiques consécutives, *tabes dorsalis* à son début, les différentes paralysies causées par des affections centrales, à l'exception cependant des paralysies provenant d'accidents apoplectiques, les engorgements dans le système de la veine-porte allant jusqu'à la tuméfaction du foie, de la rate et des glandes mésentériques, le gonflement des glandes, la tuméfaction des os, les douleurs ostéocopes et la carie, suites de la syphilis et d'autres dyscrasies, l'induration et l'épanchement par exsudation dans le tissu cellulaire, provenant d'arthritis, de rhumatisme; de scrofules; les ulcères atoniques, variqueux, d'un aspect impur, engourdi; quelques accidents consécutifs de lésions traumatiques, de fractures mal guéries, de luxations et de contusions, tels que mauvaises cicatrices, exostoses, raccourcissement des tendons, ruptures des muscles, raideur des articulations, tuméfaction ou engourdissement des ligaments de ces dernières, etc..

Le régime à suivre dans l'emploi des bains de boues dépend presque exclusivement de l'individualité du patient ainsi que de sa maladie, et il n'appartient par conséquent qu'au médecin chargé du traitement, de le déterminer suivant les occurrences. Après ce que nous avons déjà dit à ce sujet, il ne nous reste que peu de choses à ajouter pour compléter cet article : les heures les plus convenables à cette espèce de bains sont celles de la matinée; jamais on ne doit s'y rendre l'estomac chargé; toujours, quand on en est sorti, il faut laisser quelque intervalle entre eux et le repas. Ce qui est de rigueur encore au même point, c'est d'éviter pendant le traitement toute excitation soit corporelle soit intellectuelle. Qu'on borne au commencement la durée du bain à 15 ou à 20 minutes; plus tard même, ce n'est que dans des cas exceptionnels qu'on pourra prolonger ces bains jusqu'au delà d'une heure. Immergé dans le bain, qu'on ne s'adonne pas au repos, qu'on frictionne plutôt fortement les parties affectées, le mouvement des frictions, outre son action directe, présentant encore cet autre avantage de remuer les boues, de sorte qu'elles sont mises successivement en contact dans toutes leurs parties avec l'endroit affecté. Beaucoup de malades ayant

un poids spécifique inférieur à celui des boues, étant
par conséquent relancés sur la surface du bain en vou-
lant y entrer, il est nécessaire de prendre des précautions, et je conseille de ne pas négliger de recourir à
l'arrangement très-simple qu'on a disposé dans ce but,
et moyennant lequel le baigneur est retenu sous le niveau du bain sans pourtant en être incommodé. Je réi-
tère encore une fois le précepte ci-dessus énoncé d'éviter
tout ce qui excite le système vasculaire et occasionne des
congestions; c'est pour cela qu'il est de rigueur de ne to-
lérer pendant le traitement aucune constipation, et de
faire, au commencement du moins, des applications
d'eaux froides sur la tête.

Au sortir du bain de boues, qu'on se repose quelque
temps; celui qui ne demeure pas dans l'établissement
même, fera bien, surtout par un temps défavorable,
de s'arrêter encore quelque temps dans une chambre
destinée à ce but, et d'y attendre le moment où la première transpiration aura atteint son terme. Que celui
qui ne transpire pas dans le bain même ou immédiatement après, se couche chez lui quelque temps dans son
lit, mais sans dormir. Je crois qu'il est superflu d'ajouter que, vu l'état de sensibilité excessive où se trouve la
peau par l'influence du bain, il faut avoir soin de se
vêtir chaudement, et éviter tout excès de table.

8. *Les bains gazeux et les douches gazeuses.*

Quoique l'air des sources soit mis, indépendamment
de tout appareil pneumatique, au service de la thérapeutique, soit en se répandant dans toute l'atmosphère
de l'endroit de bains, soit en pénétrant dans l'intérieur

de l'organisme au moyen de la résorption endermique générale qui s'opère dans les bains, on a cru cependant devoir créer quelques appareils destinés à pouvoir isoler, par leur intermédiaire, les émanations gazeuses, et les employer dans la thérapeutique sans le concours des autres facteurs de l'eau minéralisée, aussi bien que pour pouvoir diriger leur action plus particulièrement sur des organes isolés et les appliquer plus exactement à leur état anormal. Le gouvernement du roi Jérôme de Westphalie a fait ajouter, en 1809, à l'extrémité de l'aile gauche de la grande Maison-de-Bains, un bâtiment d'un étage de soixante-dix pieds de long sur trente-deux de large, dans lequel se trouvent les bains et les douches de gaz ainsi que les étuves. En 1830, sur la proposition du docteur d'Oleire, l'administration fit construire un salon à gaz pour pouvoir servir simultanément à plusieurs personnes. A cette occasion on donna aussi à nos bains de gaz leur arrangement actuel, qui peut se vanter d'avoir l'approbation complète d'un juge compétent dans la matière, savoir celle de feu le conseiller intime Græfe. Suivant qu'on mêle au gaz l'air atmosphérique ou des vapeurs aqueuses, les bains se distinguent en bains de gaz secs ou frais, et en bains de gaz humides ou chauds. Les premiers se donnent dans le salon de gaz qui consiste dans un appartement oval, faisant sur le baigneur une impression agréable, recevant sa lumière en partie par en haut, à travers une rosace de verres de différentes couleurs, enchâssée dans la coupole, et en partie par une grande fenêtre latérale disposée en arcade. Dans l'enceinte du salon il y a un bassin, du milieu duquel un jet d'eau, de notre source sulfureuse la plus forte, s'élève, par les lois hydrauliques, à quelques pieds de hauteur, d'où il retombe ensuite sur un plateau circulaire de cuivre et, s'éparpillant dans son choc contre ce métal, laisse échapper le gaz qu'il tient en dissolution; celui-ci s'en dégage facilement, ayant plus d'affinité avec l'air atmosphérique qu'avec l'eau. Le dégagement du gaz est, en outre, tellement complet, qu'il est impossible de découvrir par les réactifs quelques traces d'hydrogène sulfuré dans l'eau du bassin sous-jacent; tandis qu'il est facile d'en constater la présence dans le salon, dont il remplit les différentes couches, tant supérieures qu'inférieures. Le salon est en outre approvisionné de gaz obtenu séparément par voie sèche; en effet, au moyen d'un mécanisme, proposé par Waitz et exécuté sur son plan, un courant continuel d'eau sulfureuse, agitée sans interruption, se partage à l'infini, et le gaz, dégagé par ce procédé, est recueilli dans un réservoir d'où il monte ensuite au salon à travers des tuyaux de conduite. Un robinet qui se trouve à l'extrémité du tuyau permet de faire entrer dans le salon la quantité de gaz voulue, suivant le temps plus ou moins long qu'on le laisse échapper. Pour passer, du reste, agréablement le séjour qu'on est obligé d'y faire, et qui, quelquefois, est assez considérable, on y trouve à sa disposition des canapés, des tables de jeux de société et d'autres objets de divertissement. De la même manière on peut diriger aussi le gaz, dit sec, dans deux chambres à coucher de l'étage supérieur de la Maison-de-Bains, dans lesquelles les malades peuvent rester jour et nuit; cependant on y a rarement recours. Les bains de gaz humides ou chauds se trouvent dans une chambre au rez-de-chaussée du même bâtiment; l'hydrogène sulfuré y est dégagé de la manière suivante : de deux tuyaux, ter-

minés en pomme d'arrosoir, sort de l'eau sulfureuse
froide et de l'eau sulfureuse chaude; l'eau, en tombant
sur un fond de pierre, s'éparpille fortement; la température de cette chambre se règle par la quantité plus ou
moins forte d'eau chaude qu'on laisse échapper. Voici la
manière de procéder aux douches de gaz : on chauffe
dans un réservoir fermé de l'eau sulfureuse fraîche; on
recueille dans un gazomètre le gaz sulfureux qui s'en
dégage, mêlé aux vapeurs aqueuses; on le conduit par
des tuyaux élastiques dans un cabinet, dans la paroi
duquel on a ménagé une ouverture; on dirige, enfin,
l'extrémité du tuyau, garnie d'une allonge, sur les parties
du corps affectées; on peut donner au courant du gaz,
qui, par suite de la pression du gazomètre, s'échappe
avec violence, le degré d'énergie désirable, suivant le
diamètre plus ou moins grand de l'ouverture du bout
mobile qu'on y adapte. De nombreuses améliorations et
de grands développements ont été faits récemment dans
tous les bains de gaz, de sorte qu'aujourd'hui ils ne
laissent rien à désirer. Le mélange de gaz, mis au service
de la thérapeutique, est composé, d'après l'analyse chimique qui en a été faite, d'une proportion prédominante
d'acide hydrosulfurique, ainsi que d'acide carbonique,
d'azote et d'air atmosphérique. L'acide hydrosulfurique,
irrespirable par lui-même et extrêmement délétère
quand il est respiré dans son état de pureté (d'après les
expériences de Thénard, il faut $\frac{1}{1500}$ d'acide hydrosulfurique pour faire périr un oiseau, $\frac{1}{800}$ pour tuer un chien
et $\frac{1}{250}$ pour tuer un cheval), ne peut être respiré sans
préjudice qu'après avoir été mêlé à d'autres gaz et à une
forte proportion d'air atmosphérique. L'acide hydrosul-

furique que nous obtenons ici, formé par la nature elle-
même, a sur l'acide hydrosulfurique artificiel deux
avantages saillants, savoir: il manque de la saveur ai-
grelette et des qualités inflammables de celui-ci. Si ce
que nous savons des effets pharmaco-dynamiques que
produit ce mélange de gaz sur l'organisme humain, est
encore très-incomplet, c'est que nos connaissances sous
ce rapport se ressentent de l'état d'imperfection où se
trouve en général toute la doctrine de la médecine
pneumatique. L'action primaire du gaz sur les malades,
aussi bien que sur les personnes bien portantes, consiste
dans une légère gêne de la respiration, qui amène dans
son rhythme une disproportion en faveur de l'inspira-
tion, qui devient plus profonde; ce qu'on éprouve plus
tard, c'est un sentiment de chatouillement et de prurit
dans le nez, la gorge, les voies aériennes, et un accroissement de sécrétion des membranes muqueuses qui tapissent ces parties; les yeux picotent et larmoient; on
sent dans la bouche de la sécheresse, quelquefois même
une saveur métallique. Comme dans l'emploi de la digitale, la fréquence du pouls y décroît généralement de
huit à quinze pulsations, les mouvements de la respiration sont ralentis; tous ces phénomènes s'expliquent,
sans doute, soit par l'influence directe des gaz sur la
membrane muqueuse des bronches, soit par un accroissement d'activité des organes abdominaux, principalement du système de la veine-porte, accroissement pro
duit par antagonisme. A la suite d'un long séjour qu'on
y fait, la tête est prise, on sent des vertiges et de la somnolence. Notre gaz agit de la même manière sur les animaux; seulement, les effets qu'éprouvent ceux-ci sont
plus énergiques: les chiens commencent par y tour-

noyer, ils éternuent fortement et finissent par tomber; de petits oiseaux y sont bientôt asphyxiés.

En passant maintenant à l'action secondaire de nos bains gazeux et du traitement par inhalation, nous nous trouvons tout d'abord en face d'une difficulté qui empêche d'en donner une description exacte, savoir qu'ici nous avons à faire à l'action combinée de trois gaz, l'acide hydrosulfurique, l'acide carbonique et l'azote, qui sont essentiellement différents entre eux dans leur action isolée. Si, d'un côté, l'expérience nous apprend que, dans ce mélange, ils se neutralisent d'autant moins qu'il y a prédominance considérable d'acide hydrosulfurique; si elle nous apprend aussi que l'action particulière à ce dernier dans son état de pureté est plutôt mitigée et corrigée par le mélange d'acide carbonique; d'un autre côté, par leur emploi pratique, on acquiert bientôt la certitude que dans les indications il faut prendre en considération l'ensemble des gaz ici réunis. Si donc nos bains gazeux, vu leurs proportions d'hydrogène sulfuré et d'azote, sont contre-indiqués dans les états de dépression vitale, de sensibilité diminuée, dans la disposition à la putridité; la proportion de l'acide carbonique, à son tour, contre-indique leur emploi dans la vitalité excessive du sang, tant chez les malades que chez les personnes bien portantes. Ce sont là les limites extrêmes des indications des bains gazeux de Nenndorf. Il faut leur attribuer peut-être encore une action topique qui provient de l'hydrogène sulfuré, par suite de laquelle des atomes sulfureux du gaz décomposé, se déposant sur les plaques ou les groupes ulcérés des membranes muqueuses pulmonaires, concourent puissamment à la médication et produisent à l'intérieur des effets analogues à ceux de l'application extérieure du soufre sur les ulcères.

Les bains de gaz sulfureux se recommandent principalement par leurs effets curatifs dans les affections des membranes muqueuses, dans celles des organes de la respiration et de la déglutition, du conduit auditif externe et des parties génitales, en tant que ces affections ont un caractère d'éréthisme ou tout au plus d'irritation, d'inflammation chronique. Ils y sont d'une efficacité particulière pour calmer la sensibilité morbide, pour diminuer et amender les sécrétions perverses. Leur action est encore bienfaisante, calmante, dans les hyperestésies du domaine des nerfs périphériques.

Les bains de gaz sulfureux sont contre-indiqués dans les maladies qui annoncent de l'asthénie, dans la colliquation, dans la disposition à la putridité, dans les états fébriles inflammatoires, dans la disposition aux hémorrhagies actives.

Si nous n'avons parlé jusqu'ici que des bains de gaz secs ou frais, c'est que l'action des gaz humides et chauds a beaucoup d'analogie avec eux en général, la seule différence notable qui existe entre eux étant, que l'action des derniers est plus douce et plus bénigne; aussi est-ce pour ce motif qu'on les emploie de préférence au début de la cure; en outre, on les supporte mieux dans la vitalité excessive du système vasculaire, dans la toux sèche irritative, dans les états inflammatoires chroniques.

Cependant, là où les bains de gaz sulfureux de Nenndorf sont indiqués, on ne peut en attendre de bons effets que quand leur forme et leur degré de délayement sont réglés convenablement sur les affections individuelles, et que leur emploi est secondé par un régime convenable. Il y a des idiosyncrasies vraies ou fausses contre l'emploi de ces bains; il faut respecter les premières; on a occasion de remarquer principalement les dernières chez les personnes d'une sensibilité nerveuse excessive, chez les femmes hystériques. Les malades en question éprouvent quelquefois dès le premier usage qu'ils en font, des incommodités qui semblent en proscrire l'emploi, telles que tête prise, vertiges, gêne de la respiration, mains froides, tremblement des membres; néanmoins ces phénomènes morbides sont de peu de durée et plus tard les malades se trouvent à leur aise dans le bain gazeux.

Une précaution importante à observer dans l'emploi des bains gazeux, c'est de n'en renforcer l'action que graduellement et de commencer toujours par la forme la plus douce. Que les malades se bornent donc d'abord à rester dans la proximité des sources, ou qu'ils assistent simplement aux manipulations qui précèdent la préparation des bains gazeux; ils ne seront soumis dans ces circonstances qu'à l'action faiblement sensible des gaz qui s'y dégagent en petite quantité; s'ils supportent cette forme qui, de toutes, est la plus douce, on leur fait respirer ensuite le gaz associé à des vapeurs aqueuses; après cela on leur ordonne de rester dans le salon de gaz pendant quelques heures, passant graduellement à un séjour plus prolongé. On peut aller de la sorte jusqu'au maximum d'un séjour continu, en faisant demeurer le malade dans les chambres particulières ci-dessus mentionnées qui sont remplies de gaz jour et nuit. Les phénomènes qui font reconnaître que l'action du gaz est trop forte sont : la respiration difficile, la cessation subite des expectorations, l'accroissement de fréquence du pouls. Dans ces cas, il faut descendre aux échelons inférieurs de l'inhalation. Les signes prognostiques favorables dans un traitement curatif par les bains gazeux sont: la respiration facile, la diminution de la fréquence du pouls, l'expectoration d'un meilleur aspect, la cessation de la fièvre le soir, et des transpirations matinales. ·

L'action consécutive d'un traitement par les bains gazeux est quelquefois d'une durée considérable. La plupart des personnes qui ont fait de ces bains un usage prolongé, ont présenté cette particularité, que leur sueur et leur urine étaient encore sensibles aux réactifs de l'hydrogène sulfuré quelques semaines après la clôture du traitement.

Emploi des bains de gaz sulfureux dans des formes de maladies particulières.

Il faut ranger dans cette catégorie :

1° Les maladies des organes de la respiration, telles que la bronchorrhée, les névroses des voies respiratoires, à l'exception cependant de l'asthme sénile, ainsi que quelques espèces de phthisie (voir ce que j'ai dit à ce sujet dans le chapitre de la thérapeutique balnéaire particulière);

2° Les maladies des sinus frontaux et des cavités nasale et palatine, entre autres l'ozène idiopathique, ainsi que la forme de cette affection causée par le vice scrofuleux, la goutte, l'impetigo, la syphilis et le mercurialisme invétérés;

3° Les névralgies, telles que le rhumatisme nerveux, le tic douloureux de la face; dans ces affections on retire

de grands avantages du traitement, si à l'emploi interne
et externe des eaux sulfureuses on associe l'application
locale de la douche gazeuse sur la périphérie des nerfs;

4° Les dartres humides, ainsi que les ulcères d'un caractère torpide, atonique;

5° Les empoisonnements métalliques;

6° Les affections de l'organe auditif. Dans la dysécée
par suite de refroidissement subit, dans la blennorrhée
et l'ulcération du conduit auditif extérieur, dans l'empâ-
tement de la trompe d'Eustache, et en général dans la
surdité provenant des causes précitées, j'ai toujours
retiré de grands avantages, non-seulement du séjour
prolongé dans le salon de gaz, mais aussi de l'administration locale derrière l'oreille de douches gazeuses
combinées avec des douches d'eaux sulfureuses. Dans ces
cas, nous prescrivons d'insérer une fois par jour le petit
bout élastique de la douche gazeuse bien avant dans le
conduit auditif externe, ou dans l'embouchure de la
trompe d'Eustache, et de laisser agir sur ces parties le
courant du gaz pendant un quart d'heure jusqu'à une
demi-heure. Après l'emploi de cette douche, le malade
aura soin de se boucher le conduit auditif par un
petit tampon de coton, avant de s'exposer à l'influence
de l'air atmosphérique.

Quoique le régime diététique à suivre pendant un traitement par les bains gazeux doive toujours se régler sur
la nature de la maladie, nous croyons cependant devoir
ajouter les observations générales suivantes. Dans les maladies des voies de la respiration, on ne peut s'attendre
à quelque succès qu'après une inhalation longtemps continuée de notre mélange de gaz. Il ne suffit donc pas à
ces malades de visiter les bains gazeux pendant quel-

ques mois ; mais ils devront, autant que possible, ne jamais sortir de la sphère remplie de soufre par l'émanation de nos eaux sulfureuses ; ils feront donc bien de prendre leur logis dans la Maison-de-Bains même, de s'abstenir d'excursions lointaines et surtout de ne pas gravir les montagnes. Ce qui convient le mieux dans ces cas, c'est un séjour dans les chambres de gaz, ci-dessus indiquées, séjour prolongé jour et nuit, quand les malades le supportent Quoique Nenndorf ne présente pas les éléments nécessaires à une cure d'hiver, nous pouvons cependant nous vanter d'avoir obtenu, même sans le secours de celle-ci, des résultats vraiment surprenants, dans certaines maladies des voies respiratoires, l'inhalation du gaz sulfureux restant bornée aux trois mois d'été. Je crois devoir observer encore que, pendant que les malades se trouvent dans le bain gazeux, ils ne doivent pas parler beaucoup et s'abstenir de parler haut ; ils feront bien encore de ne pas lire longtemps, la lecture longtemps continuée irritant les yeux et par suite l'encéphale.

9. *L'établissement de petit-lait.*

Cet établissement a été créé en 1848, et l'on voit y recourir, à chaque saison, une centaine de malades Un endroit de bain quelconque dont l'action générale est altérante, doit posséder nécessairement, pour être à la hauteur des exigences de la thérapeutique, un établissement de ce genre, plus ou moins étendu, suivant le nombre des visiteurs, où le petit-lait est préparé, non pas à la pharmacie ou à la cuisine de l'hôtel, mais où il est obtenu en grand et sous la surveillance d'un médecin ;

on aura de la sorte à sa disposition un agent curatif uniforme et qui n'est pas variable chaque jour dans les proportions qui concourent à sa composition ; c'était donc saisir avantageusement l'à-propos, que d'enrichir notre bain d'un établissement de petit-lait de chèvres. Quand même l'élévation de Nenndorf au - dessus du niveau de la mer n'est que de deux cent vingt pieds, et que nous sommes loin de prétendre que le petit-lait obtenu dans les contrées septentrionales de l'Allmagne peut soutenir la concurrence avec le petit-lait obtenu au sommet des Alpes, ou que notre air renferme les mêmes qualités hygiéniques que le climat de la Suisse, nous pouvons dire cependant que l'expérience a démontré ce que la théorie seule permettait déjà d'espérer, que le petit-lait, lors même qu'il ne provient pas des Alpes et quoique bu dans des contrées bien plus basses que celles-ci, n'en procure pas moins de grands avantages. Notre petit-lait est indiqué principalement dans les maladies des organes de la respiration, jointes à une excitation démesurée du système vasculaire, maladies qui se traitent d'un autre côté plus difficilement sur les Alpes, les malades ne supportant pas le climat rigoureux de ces montagnes, et se trouvant mieux d'ailleurs d'un petit-lait moins aromatisé et moins substantiel. Or, Nenndorf est loin de manquer des conditions premières d'une préparation de petit-lait curatif. Les montagnes boisées du Deister s'élèvent à proximité de cet endroit à la hauteur de mille quatorze pieds et offrent aux chèvres aussi bien le broutage des arbustes et broussailles que le pâturage des herbes indigènes de l'Allemagne du nord. On peut être certain, par conséquent, que le lait est très-nourrissant; l'agriculture elle-même vient d'ailleurs au secours de la nature par le semis d'un fourrage convenable. Outre la végétation la plus riche en graminées, cette contrée produit, par exemple, les espèces suivantes: véronique, patience, caille-lait, saxifrage, pas-d'âne, aigremoine, mélisse, menthe, gentiane, fumeterre, thym, trèfle, pissenlit, chélidoine, etc.; de plus: le garou, le fusain, l'herbe-aux-gueux, le chardon doré, la myrtille, le houx, le bouleau, le frêne, le charme, etc.

Le petit-lait est préparé sous la surveillance et pour le compte de l'administration des sources par une cuisinière instruite à cet effet, qui est bien au courant de toutes les manipulations, ayant été employée déjà dans des établissements considérables de cette espèce. La méthode de la préparation est celle généralement connue et consiste dans une séparation double au moyen de la pressure de veau et du vinaigre de petit-lait. On l'emploie soit seul, soit combiné avec d'autres agents thérapeutiques, et jusqu'ici il a manifesté son action curative dans différentes maladies de la poitrine, dans les dyscrasies, les affections cutanées chroniques et dans les maladies abdominales, etc.

CHAPITRE V.

ACTION GÉNÉRALE DE L'EAU SULFUREUSE DE NENNDORF. THÉRAPEUTIQUE ET DYNAMIQUE BALNÉAIRES GÉNÉRALES.

En cherchant maintenant à nous rendre compte de l'action générale des eaux sulfureuses de Nenndorf d'après les effets partiels jusqu'ici décrits, nous trouverons tout d'abord qu'il est hors de doute qu'ici, comme pour toutes les eaux sulfureuses, le véritable effet fondamental pharmaco-dynamique est dû aux proportions de gaz hydrogène sulfuré qu'elles contiennent. Cependant, dans notre source, cet effet est tantôt augmenté, tantôt essentiellement modifié par des proportions non insignifiantes d'autres gaz, notamment de gaz acide carbonique, d'azote, d'hydrogène carboné, ainsi que par des proportions considérables de sels neutres. Si le gaz hydrogène sulfuré, comme nous le savons, noircit le sang tiré de la veine, et l'empêche de rougir par l'effet de l'oxygène; si dans l'organisme vivant il déprime la sensibilité et limite l'oxydation vitale, tend à anéantir la vie des globules sanguins, et favorise la tendance à la décomposition et à la putridité, et si les proportions d'azote et d'hydrogène carboné agissent essentiellement dans la même direction, nous trouvons, d'un autre côté, dans la forte proportion de gaz acide carbonique le frein correctif qui limite convenablement l'action destructive du gaz hydrogène sulfuré, tandis que l'abondant mélange de sels neutres se met au service de l'excitation sécrétive. Ainsi qu'on peut découvrir par l'odeur et par des réactifs dans la plupart des sécrétions l'emploi du soufre, on peut découvrir après quelque temps celui du gaz hydrogène sulfuré, qui est plus volatil et pénètre mieux l'organisme. On a démontré la présence des atomes sulfureux dans l'urine, dans les sécrétions pulmonaires, dans la sueur et dans le sang. On est donc fondé à conclure à l'influence exercée sur ces sécrétions. Il reste d'ailleurs douteux si le gaz se combine formellement avec certains éléments du sang, et provoque ainsi leur excrétion, ou bien s'il n'agit que d'une manière catalytique dans les organes sécréteurs. La dernière hypothèse paraît la plus probable.

Si nous recherchons les organes et les systèmes pour

lesquels l'eau sulfureuse de Nenndorf a une certaine affinité, nous pouvons désigner comme tels particulièrement les téguments, les muqueuses, les fibreuses et le
système de la veine-porte. Car elle augmente l'exhalai-
son et la résorption de la peau, les sécrétions des muqueuses, des reins, du système urinaire et, à doses
plus considérables, du canal intestinal. Mais elle paraît
avoir une action toute particulière sur le système de la
veine-porte et les organes soumis à son influence, action
très-bien démontrée par Roth, des bains de Weilbach.
Prenons pour exemple l'état que l'on est convenu d'appeler *pléthore abdominale*. Dans cet état il existe, d'après
Andral et Gavarret, une grande abondance de globules
sanguins, la veine-porte et le foie regorgent de sang, au
point que ce dernier organe, dont les fonctions con-
sistent principalement, d'après Schultz, à dissoudre et
à éliminer les globules sanguins déjà utilisés par l'acte
vital, se trouve hors d'état de fonctionner convenablement dans ce sens, et qu'il en résulte une disproportion entre l'assimilation et l'élimination des globules
sanguins. Eh bien, dans cet état, un agent comme
l'eau sulfureuse, qui, moyennant l'acide hydrosulfurique qu'elle renferme, met un terme plus rapide à la
vitalité des globules sanguins, et qui tend ainsi à com-
penser la disproportion signalée, doit devenir un remède
très-actif et doit augmenter notablement l'action phy-
siologique du foie. Il est possible qu'il se produise des congestions vers le foie, mais d'une manière secondaire; ce
qui pourrait expliquer la constipation observée après
des doses modérées d'eau sulfureuse, notamment dans
les huit premiers jours du traitement, à Nenndorf comme
ailleurs. Cette élimination, augmentée des globules san-

guins et d'autres éléments sanguins scorifiés, provoque des modifications, non-seulement dans la composition du sang, mais dans la circulation elle-même, car elle lui donne plus d'activité dans le foie et la veine-porte, et produit ainsi par antagonisme une dérivation sur les organes situés au-dessus du diaphragme. Cela explique en partie l'action sédative de notre eau sur le pouls et les mouvements du cœur. Le raptus sanguin augmenté dans les organes du bassin, dans l'utérus et le rectum, s'explique facilement par ce qui vient d'être dit.

Dans le langage de l'ancienne école, l'action fondamentale de l'eau sulfureuse de Nenndorf était désignée par les termes de *réchauffante, excitante, résolutive,* augmentant modérément l'action de tous les systèmes et organes sécréteurs, *chimiquement pénétrante et altérante pour l'organisme.* On comparait son action à celle du soufre, dont l'eau sulfureuse ne peut revendiquer du reste que d'une manière subordonnée les qualités stimulantes diffusibles et plus échauffantes, parce qu'elle possède une proportion notable de sels sulfureux rafraîchissants, et que le fer y manque complétement.

D'après ce qui vient d'être dit, il devient facile de saisir les contre-indications de l'eau sulfureuse de Nenndorf. La théorie et l'expérience défendent son usage dans un état de pléthore générale, dans un état fébrile et inflammatoire, dans les hémorrhagies actives, dans un état gastrique, la dyscrasie purement syphilitique, le scorbut, la chlorose vraie et l'anémie. Les vices organiques du cœur et du poumon, les hémorrhagies passives de ce dernier organe, quoique n'excluant pas entièrement son usage, commandent néanmoins la plus grande réserve. La même chose peut se dire pour la grossesse, surtout chez les femmes délicates et irritables et disposées aux avortements. Les premiers et les derniers mois de la grossesse exigent également beaucoup de précautions.

Les individus qui supportent le mieux notre eau, sont ceux à tempérament phlegmatique et à constitution lymphatique et veineuse.

CHAPITRE VI.

APPLICATION DE L'APPAREIL THÉRAPEUTIQUE DE NENNDORF A DES FORMES PATHOLOGIQUES SPÉCIALES. — THÉRAPEUTIQUE BALNÉAIRE SPÉCIALE.

Il n'est pas facile d'établir un ordre systématique sévère dans l'énumération de toutes les maladies susceptibles d'être traitées dans un bain, à cause des subdivisions infinies qui résultent des innombrables complications des maladies chroniques. Chaque médecin d'une source finit par se former peu à peu un système naturel résultant de son expérience. Il devient aussi difficile, sinon impossible, de donner des renseignements statistiques exacts sur les formes pathologiques qui se présentent dans un bain, et sur leurs proportions de curabilité. Aux difficultés qui résultent déjà de la pratique privée s'ajoutent encore celles résultant de l'habitude d'un nombre considérable de malades, de passer leur saison sans prendre l'avis d'aucun médecin. Des difficultés encore plus grandes se présentent à celui qui essaierait d'indiquer quelque chose de positif sur la proportion des guérisons, des améliorations et des insuccès. Cet essai a été fait avec un certain bonheur par le docteur Meyer, à Eilsen, pour la saison de l'année 1834 (voy. *Hufeland's Journal*, vol. 81, 1835). Les efforts

74   CHAPITRE VI.

que je fis moi-même dans ce sens sont venus se briser jusqu'ici à l'impossibilité d'apprendre plus tard quelque chose de positif sur le sort de tant de malades. Il est bien rare que les promesses soient tenues de donner des nouvelles après son départ, et bien peu de médecins réussissent à obtenir des renseignements sur les résultats d'une saison, soit par correspondance, soit en allant visiter des malades dispersés dans tous les pays. J'ai donc dû me borner à dresser un tableau des maladies qui furent l'objet d'un traitement balnéaire dans les années 1842 à 1850.

	1842.	1843.	1844.	1845.	1846.	1847.	1848.	1849.	1850.	TOTAL.
Arthritis ou maladies goutteuses	62	60	90	70	71	55	47	53	48	556
Rhumatismes	77	73	117	98	104	85	74	87	109	824
Hémorrhoïdes et pléthore abdomin^{le}	18	24	26	21	21	17	26	38	32	223
Maladies cutanées	29	38	57	61	47	55	23	39	54	403
Phthisie pulmonaire et laryngée	6	3	21	13	7	6	10	14	18	98
Catarrhe chronique	3	8	12	18	23	16	16	13	15	124
Maladies du cœur	3	6	3	6	4	4	1	1	2	30
Engorgement du foie	2	—	1	6	2	—	—	—	—	11
Scrofules	15	9	21	16	12	8	10	20	28	139
Dérangements de la menstruation, chlorose	3	4	2	—	—	1	—	1	—	12
Syphilis et cachexie mercurielle	6	4	7	7	4	3	2	11	12	56
Cancer	2	2	—	—	—	—	2	1	—	7
Névralgies	1	—	10	12	5	7	25	21	32	113
Hypochondrie et hystérie	16	15	17	16	11	12	—	—	2	89
Paralysie spinale	5	8	16	6	8	7	12	20	11	93
Paralysie après apoplexie	—	—	1	—	—	2	—	3	—	6
Irritation spinale	—	—	2	4	6	3	2	1	—	18
Asthme	—	1	—	2	6	5	3	4	2	23
Epilepsie	—	—	—	1	—	1	1	1	—	4
Aphonie	—	—	1	—	—	1	—	—	—	2
Maladies dyscrasiques des os et des articulations	7	4	17	9	11	21	22	25	22	138
Maladies traumatiques des mêmes parties	—	—	—	2	—	2	—	—	—	4
Contusions	2	—	2	—	—	—	—	—	—	4
Ulcères des os	—	3	5	—	—	1	2	—	4	15
Hémorrhagies	—	—	—	—	3	1	—	—	—	4
Hydropisie	—	1	1	—	—	—	—	1	—	3
Diabète sucré	—	—	—	1	—	—	—	—	—	1
Ophthalmies	—	—	6	1	1	1	—	1	1	11
Amblyopie et amaurose	—	1	—	—	2	—	1	—	1	5
Cophose et ouïe dure	—	2	—	—	—	2	1	—	6	11
										3027

Les principales maladies dans lesquelles l'eau minérale de Nenndorf a été surtout efficace dans les différentes manières de l'employer à l'intérieur comme à l'extérieur, sont en général les suivantes :

I. *Arthritis ou maladies goutteuses.*

L'arthritis est une dyscrasie constitutionnelle, ayant son origine dans un vice héréditaire, dans une hématose irrégulière et dans un dérangement des fonctions des premières voies, et dans laquelle le sang est malade par suite d'une prépondérance de globules sanguins scorifiés. Lorsque cette disposition existe, non-seulement les refroidissements, mais toutes les influences qui affaiblissent l'énergie des organes digestifs et surchargent le sang d'éléments carburés, deviennent les causes déterminantes des accès. D'après la manière de voir chimico-vitale la plus généralement admise de nos jours, la dyscrasie goutteuse est principalement occasionnée par la prédominance morbide dans le sang d'éléments azotés, surtout de l'urée et de l'acide urique, tandis qu'il résulte de cet état de choses d'une manière secondaire, et par suite de la nutrition osseuse altérée, également une prépondérance de l'acide phosphorique et de ses combinaisons, ce qui du reste n'explique pas encore, d'une manière satisfaisante, pourquoi les éléments excrémentitiels accumulés pathologiquement dans le sang veineux se combinent précisément pour la production de l'acide urique. Comme nous savons que l'organisme ne supporte que jusqu'à un certain point ces éléments pathologiques, et que, saturé au delà de ce point, il réagit contre eux et tend à les expulser au milieu de phénomènes particuliers, en choisissant, pour s'en débarrasser, tantôt la peau, tantôt les reins et tantôt le tube digestif, nous trouvons l'explication de l'efficacité de notre source contre la goutte dans sa propriété, démontrée plus haut, de provoquer l'élimination des éléments azotés par l'urine, notamment des combinaisons de l'acide urique, et dans son action particulière sur le système cutané et sur celui de la veine-porte. La goutte est par conséquent traitée fréquemment à Nenndorf, et elle s'y présente annuellement sous les formes les plus variées, depuis la goutte la plus simple jusqu'aux désorganisations les plus extraordinaires, avec lesquelles les malades peuvent répéter les paroles de Sydenham : *Cibus capiendus est, manus non habeo; incedendum est, desunt mihi pedes!* Les cas qui permettent le pronostic le plus favorable sont ceux où la goutte a eu son origine dans un refroidissement de l'organe cutané, ou bien lorsqu'elle est le résidu de certaines fièvres. Dans la goutte régulière, on obtient ordinairement par l'usage de nos eaux un intervalle libre d'un à deux ans, ou tout au moins un amoindrissement notable des accès habituels. Quelquefois elle éclate pendant le traitement, mais ordinairement ce ne sont alors que des accès légers, très-différents des accès réels, permettant souvent la continuation des bains, et autorisant presque toujours à porter un pronostic favorable. Cette circonstance est très-connue de nos habitués. Nos bains sont surtout efficaces dans les formes goutteuses sans accès réguliers, où les éléments morbides ont une tendance à s'accumuler sur des organes internes, telles que la *goutte irrégulière*, la *goutte rentrée*, de laquelle il n'est pas très-facile de distinguer la *goutte retenue*, la *goutte atonique*; puis les différentes terminaisons pathologiques de la maladie, les dépôts goutteux, les désorganisations, les formes spasmodiques nerveuses et paralytiques. Nous utilisons le plus souvent les bains sulfureux et les bains de boues, avec et sans douche. L'usage interne de l'eau sulfureuse est indiqué plus rarement; il faut surtout s'en garder lorsqu'il il y a atonie des organes digestifs. Parmi les complications, nous voyons le plus fréquemment céder à l'usage de nos eaux les hémorrhoïdes, les maladies cutanées, la syphilis, comme aussi la goutte blennorrhoïque, c'est-à-dire celle qui se montre dans différentes articulations, mais principalement dans l'articulation du genou, à la suite de blennorrhagies avec ou sans rétrécissements. Je ferai suivre ici et plus bas pour les autres maladies quelques observations brièvement esquissées, qui me paraissent de nature à mettre mieux en lumière les propriétés particulières de nos bains.

1. Goutte irrégulière, névropathie du nerf vague.

Un marchand de vins, robuste et sanguin, d'environ quarante ans, fut saisi subitement, au lieu de sa goutte habituelle, par une anxiété violente, avec le sentiment d'une *aura* (vapeur) qui, prenant son point de départ dans le creux de l'estomac, s'étendait le long du nerf vague jusqu'au pharynx, à la langue et au palais. Cet accident, entièrement apyréthique, paraissait vouloir affecter à son début le type tierce, et ne se montra plus tard que tous les quatre à cinq jours, où le mal ne se révéla plus que par une oppression de la région précordiale et sous le sternum, ainsi que par une voix voilée, sans aucun autre symptôme d'une affection du cœur ou

du poumon. La fin d'un accès était marquée ordinairement par des pleurs abondantes, et la voix du malade
restait très-basse, quelquefois à peine perceptible. A la
place de la goutte d'autrefois, il ne se manifesta que de
loin en loin quelques douleurs vagues dans les jambes.
Tous les moyens employés jusqu'ici étaient restés infructueux, et les accidents ne s'étaient amendés légèrement
et n'étaient devenus plus rares que très-lentement. D'a-
près ma manière de voir, c'était une irritation goutteuse
du nerf vague qui occasionnait et entretenait ce mal, semblable sous bien des rapports à l'angine de poitrine et à
la névralgie céliaque. Une guérison durable, qui ne fut
complète que dans le cours de l'hiver suivant, fut obtenue au moyen de trente bains sulfureux, de douches
dirigées sur la région spinale correspondante, d'inhalations gazeuses, et de l'usage interne de la source sulfureuse.

2. *Goutte œdémateuse.*

Une dame robuste, sanguine, déjà avancée en âge,
avec disposition goutteuse et pléthore abdominale, vit se
développer sur sa jambe droite, depuis le pied jusqu'au
genou, une induration du tissu cellulaire par laquelle
le volume de la jambe augmenta du double. Des dépôts
analogues purent s'observer également dans le tissu cellulaire de la région inguinale et sous le sein gauche,
sous forme de renflements molasses, d'une longueur
d'à peu près quatre pouces. La guérison fut obtenue
après deux saisons, pendant lesquelles on fit usage de
bains sulfureux et de bains de boues partiels. Pendant le deuxième traitement, un accès de goutte éclata
après le sixième bain.

3 *Dégénérescence du tissu cellulaire.*

Une demoiselle de vingt-quatre ans portait à la jambe droite, par suite de goutte héréditaire, une dégénérescence du tissu cellulaire tellement prononcée que la maladie simulait un *éléphantiasis*, et que la marche était devenue impossible. Après vingt-quatre bains de boues, des douches d'eau sulfureuse et des cataplasmes de boues pendant la nuit, la tuméfaction se ramollit et fut réduite à la moitié de son volume primitif, ce qui permit à la malade de marcher. Elle ne revint pas l'année suivante.

4. *Goutte céphalique.*

Cette forme est très-opiniâtre et difficile à combattre. Un officier de quarante-cinq ans, de formes athlétiques, en était affecté. Il souffrait de douleurs atroces, lancinantes et térébrantes, ainsi que de tumeurs circonscrites du cuir chevelu qui se changeaient en ulcères aplatis et puis se couvraient de croûtes. Le mal était arrivé au point de forcer le malade à renoncer à l'état militaire. Un traitement de quatre semaines à Nenndorf, consistant en bains sulfureux, en douches légères sur la tête, frictions de boues sur la tête (les bains généraux de boues étaient interdits par la constitution excessivement irritable du malade), en eau sulfureuse prise à l'intérieur, ne produisit au commencement que peu d'effet; ce ne fut que pendant le cours de l'hiver suivant que les tumeurs goutteuses et la céphalalgie disparurent, et que la santé se maintint sans emploi d'aucun autre moyen.

5. Paralysie goutteuse des extrémités inférieures.

Un campagnard de soixante ans était paralysé depuis longues années à la suite de goutte irrégulière, les articulations fémoro-tibiales et les régions iliaque et sacrée étant devenues le siége de dépôts goutteux. Une paralysie complète des extrémités inférieures avec intégrité entière de la sensibilité, paraissait indiquer de semblables dépôts sur les faisceaux antérieurs de la moelle épinière. Il avait déjà fréquenté notre source à trois reprises et obtenu des résultats partiels. Dans l'espoir d'obtenir un succès plus considérable encore et de favoriser la résorption commencée, il fut reçu pour la quatrième fois, et on lui accorda à titre gratuit l'eau sulfureuse et les bains de boues avec douche, qui cette fois opérèrent d'une manière si favorable qu'il put, en s'appuyant sur sa canne, retourner à pied dans ses foyers. Cette guérison s'est soutenue, et il avait l'habitude de se montrer ici annuellemént pour inspirer le courage et l'espoir à des malades du même genre.

II. *Rhumatisme.*

Ainsi qu'on a pu le voir par le tableau ci-dessus, les rhumatismes sont les maladies les plus fréquentes parmi celles qui se présentent à Nenndorf, et la proportion de guérisons obtenues est la plus favorable. Celles-ci, où les améliorations s'obtiennent non-seulement dans les rhumatismes simples et apyrétiques des muscles et des articulations, mais encore dans les rhumatismes internes ou viscéraux des séreuses, les terminaisons et les résidus des affections rhumatismales, tels que la tumeur blanche, les rétractions musculaires, les fausses ankyloses, les névralgies et les paralysies rhumatismales, y sont traitées également avec succès. Parmi les complications, nous voyons le plus fréquemment les hémorrhoïdes, les scrofules, la cachexie mercurielle et les lésions traumatiques. On sait que pendant et après ces dernières, telles que fractures, luxations, contusions, plaies, les parties lésées et affaiblies sont très-fréquemment affectées par le vice rhumatismal, et on sait aussi combien il est difficile de le faire disparaître par l'usage exclusif des moyens pharmaceutiques ou chirurgicaux, sans avoir recours à l'usage d'une source appropriée.

Ordinairement nous sommes obligé d'utiliser, pour le traitement des rhumatismes, à côté des bains sulfureux, les bains plus énergiques de boues sulfureuses et les douches d'eau et de vapeurs sulfureuses. Dans certains cas, où le rhumatisme se présente chez des individus doués d'une peau délicate et toujours en moiteur, ainsi que lorsqu'il est compliqué de scrofules, nous avons l'habitude d'employer, avec beaucoup de succès, les bains mélangés d'eau sulfureuse et d'eau saline.

Ce n'est que rarement que les douleurs rhumatismales disparaissent pendant l'usage des bains; il arrive même plutôt qu'elles augmentent au commencement, et, de plus, que des douleurs, qui n'existaient pas auparavant, se manifestent dans des parties indolores depuis des années. Même il se peut que l'augmentation de ces douleurs continue jusqu'à la fin du traitement; malgré cela, la guérison arrive plus tard, et souvent d'une manière plus sûre et plus durable.

Il m'est impossible de ne pas déplorer ici l'obscurité et l'indécision qui règnent encore toujours dans nos idées, relativement au diagnostic d'une maladie aussi fréquente que le rhumatisme. Chacun sait combien de fois nous désignons d'après les données étiologiques seules une maladie comme rhumatismale, et combien de fois, d'un autre côté, nous n'admettons une cause occasionnelle de ce genre, à savoir une influence atmosphérique morbifique, que parce qu'il existe une cause pathogénique que nous croyons devoir admettre comme rhumatismale. Tout cela est connu et n'exige pas de plus longs développements. Jusqu'à ce jour le signe pathognomonique général et caractéristique des formes morbides rhumatismales nous manque complétement. La découverte de Froriep, qui veut admettre comme symptôme constant de toutes les formes rhumatismales le caractère exsudatif, travail pathologique dont il désigne le résultat par le terme de callosité rhumatismale, pourrait donc avoir une portée considérable. Mais cette manière de voir a grand besoin d'être corroborée par de nouvelles observations. Jusqu'ici, autant que je sache, peu de voix se sont élevées en faveur de cette opinion. Mon expérience personnelle ne se prononce pas pour elle; car j'ai rencontré, parmi plus de huit cents cas de rhumatismes de toutes les formes et de toutes les nuances, si rarement cette prétendue callosité rhumatismale, qu'il m'est impossible de croire à sa présence générale et constante.

6. Rhumatisme chronique des muscles du bras droit.

Le général de L..., un digne vétéran des guerres de la première époque napoléonienne, avait perdu l'usage du bras gauche à la suite de blessures reçues à cette époque. Maintenant le bras droit est affecté d'un rhumatisme tellement violent qu'il n'est possible de le mouvoir que très-imparfaitement. Des exsudations rhumatismales sur les tendons du bras empêchent l'élévation, l'adduction et l'abduction du membre, et le malade ne peut porter ses aliments à la bouche qu'à grand'peine et par des détours. Douze bains sulfureux avec douches, dix-huit bains de boues et les bains de vapeur agirent avec tant d'avantage que le malade redevint peu à peu maître de son bras.

7. Rhumatisme chronique articulaire après luxation du genou.

Une demoiselle adulte et forte fut renversée par un échafaudage qui s'écroulait. Le tibia se trouva luxé en arrière et en dehors, et le ligament capsulaire fut déchiré. Le membre recouvra ses mouvements à la suite d'un traitement chirurgical convenable, mais il resta un gonflement douloureux à la partie externe du creux du jarret, à l'endroit de la déchirure du ligament. Cette tumeur était dure et très-sensible à la pression, et empêchait la flexion de la jambe. On employa en vain pour la combattre l'iode et le mercure.

Cette partie affaiblie était en outre le siége d'un rhumatisme intense. Nos bains de boues sulfureuses et nos douches effectuèrent la résorption de la tumeur, et au bout de quatre semaines elle avait disparu, en même temps que la malade retrouva l'usage du membre.

8. Paralysie rhumatismale de la face.

M. K. souffre de cette maladie, qui avait été occasionnée par l'exposition de la tête fortement en sueur à un courant d'air. La moitié droite de la face est défigurée d'une manière surprenante, au point que le malade

présente deux demi-physionomies très-différentes d'ex-
pression; la commissure droite des lèvres est fortement
contractée, et la paupière supérieure de ce côté tombe
plus bas que celle du côté opposé. Nous obtînmes une
amélioration à l'aide de vingt et un bains sulfureux, accompagnés de douches dont le jet fut dirigé hardiment
sur la moitié paralysée de la face et derrière l'oreille
correspondante, et par l'usage interne des eaux de la
source. Malheureusement le malade, rappelé par des
affaires pressantes, ne put séjourner plus longtemps, et
partit content du résultat obtenu.

9. *Paralysie rhumatismale des extenseurs de la main gauche.*

Un employé des postes, âgé de trente-huit ans, robuste, fut affecté, à la suite d'une fièvre rhumatismale,
d'une paralysie de tous les extenseurs de la main gauche
contre laquelle on employa en vain une foule de remèdes.
Quand il portait l'avant-bras gauche en pronation hori-
zontale, la main formait avec lui un angle droit; un
faible mouvement des fléchisseurs était possible, mais
il ne pouvait plus être redressé par l'action des extenseurs. Les doigts étaient toujours fléchis par la prédominance des fléchisseurs. Les bains d'eau sulfureuse
avec douches sur le bras et le dos, des bains locaux de
boues et l'usage interne de l'eau sulfureuse rame-
nèrent si bien la santé au bout de quatre semaines, qu'il
n'en resta plus trace en automne de la même année.

10. *Rhumatisme céphalique et des méninges.*

Un homme de soixante ans, de constitution artérielle
et de prédisposition apoplectique, souffrait de rhumatismes articulaires qui s'étendaient à l'aponévrose péri-

crânienne et aux méninges, au point que les symptômes
de l'apoplexie méningienne se déclarèrent avec hémi-
plégie du côté droit. L'œil droit était affecté d'une sclé-
rotite et d'une cornéite rhumatismale violente, et ce
n'est que par l'intervention énergique de l'art que l'on
put empêcher la cécité. Le malade fut amené à Nenndorf par suite d'une céphalalgie rhumatismale très-forte,
reste de l'attaque apoplectiforme, ainsi que par une faiblesse quasi-paralytique de la jambe droite. On commença avec les plus grandes précautions de donner
quelques bains sulfureux, puis des douches et des frictions de boues. Le succès fut assez marqué pour déterminer le malade à répéter le traitement l'année suivante.
On administra alors d'abord des douches légères, et
puis plus fortes sur la tête. On réussit par les deux
traitements à rétablir le malade, à une certaine faiblesse
près, de la jambe droite.

11. Coxalgie rhumatismale.

Une demoiselle d'une mine excellente, âgée de vingt-
deux ans, d'un pays maritime de l'Allemagne du nord,
qui avait toujours été bien portante, et était libre de
toute disposition scrofuleuse, était tourmentée depuis
plusieurs années de douleurs dans l'articulation coxo-
fémorale, et présentait la plupart des symptômes de la
coxalgie, sans pourtant qu'on pût admettre une inflammation de l'articulation. La claudication, la douleur de
la cuisse en marchant, une dépression de la hanche
malade, qui obligeait la malade de porter le pied en dehors et de ne marcher que sur les orteils, auraient pu
conduire, après un examen superficiel, à l'admission
d'une maladie articulaire; mais, en mesurant attentive-

ment, on trouva le grand trochanter à une égale distance de la crête iliaque des deux côtés, et de plus on n'excita aucune douleur en pressant la tête du fémur contre la cavité cotyloïde. La durée prolongée du mal, l'absence du vice scrofuleux et de toute lésion traumatique, finalement la coexistence et la subséquence de symptômes rhumatismaux, semblèrent dénoncer la nature rhumatismale de cette affection. Les bains sulfureux avec douches et les bains généraux de boues amenèrent, au bout de quatre semaines, une amélioration qui se changea plus tard en guérison parfaite.

Des cas de ce genre sont facilement confondus avec la coxalgie (*coxarthrocace* de Rust) et passent alors très-souvent pour incurables, parce qu'on parvient à enrayer la maladie par un traitement antiphlogistique énergique. On se contente alors de ce demi-succès, tandis qu'on pourrait obtenir une guérison complète par l'emploi d'un traitement antirhumatismal convenable.

12. Gonflement articulaire intermittent du genou droit.

C'est ainsi que je suis obligé de désigner la maladie remarquable suivante : M. S., âgé d'environ quarante-quatre ans, descendant d'une famille de goutteux, du reste robuste et durci aux fatigues, souffrait autrefois de douleurs rhumatismales vagues, jusqu'à ce qu'il fût saisi tout à coup, sans cause connue, d'une tuméfaction du genou droit, qui prit bientôt un caractère typique et revenait tous les quinze jours. Elle commence par une légère tension, augmente pendant trois à quatre jours, arrive alors à son apogée et a disparu sans trace au septième jour. J'eus deux fois l'occasion, pendant son séjour à Nenndorf, de me convaincre de la vérité de ses assertions. Pendant l'apogée du mal, la tuméfaction du genou arrivait au volume de la tête d'un enfant, et on remarquait aux deux côtés, ainsi qu'à la partie antérieure et au-dessus et au-dessous de la rotule, une tumeur résistante avec fluctuation incertaine, répondant aux contours de la capsule synoviale. La rotule se percevait distinctement; elle était mobile, partageait la tumeur en deux moitiés latérales, et l'on pouvait faire passer son contenu de la moitié droite dans la moitié gauche, mais non de la moitié inférieure dans la moitié supérieure. La rougeur, la chaleur et la douleur manquaient entièrement, et les fonctions du genou n'étaient point entravées, à part la sensation désagréable qui résultait de l'énorme distension des téguments. Dans les intervalles libres des accès, le genou malade ressemblait parfaitement au genou sain; seulement on pouvait remarquer, au-dessus du bord supérieur de la rotule, à peu près à la distance d'un pouce, dans la profondeur, sous le tendon du droit antérieur, un renflement assez dur, qui s'étendait en travers de la cuisse, était indolore et immobile. (*Callosité périostique* de Froriep?) L'état général était continuellement parfait avant et après les accès. Les moyens les plus divers, le séjour de Tœplitz, d'Ems, de Marienbad, étaient restés sans succès, le mal persistait sans modification déjà depuis des années, et trois saisons à Nenndorf ont bien pu amener des intervalles libres de deux à trois ans, mais point de guérison. L'usage interne de l'eau artificielle de Carlsbad eut plus tard un succès analogue, raison qui engagea le malade à répéter ce traitement tous les ans; s'il oublie cette précaution, il est saisi infailliblement d'un nouvel accès. Je crois que cette singulière maladie consiste en une sécrétion intermittente et anormale, dans l'intérieur de la capsule synoviale, basée sur une disposition arthritique-rhumatismale. Je ne pus trouver de cas analogue que dans les *Annales* de Fricke (*Annalen der chirurg. Abtheilung des allgemeinen Krankenhauses in Hamburg*, vol. Ier, p. 88), et dans les observations de Froriep (*Beobachtung über die Heilwirkung der Electricität*, 1834, p. 38). Ce dernier paraît avoir également observé des exsudations semblables dans les cavités articulaires. (*Ibid.* p. 6). Il se propose de les faire connaître plus tard.

III. *Dermatoses chroniques.*

Plus de quatre cents cas de maladies cutanées se présentèrent au traitement hydrologique pendant la période de 1842 à 1850. Les plus fréquentes étaient l'*impetigo*, le *lichen*, l'*eczéma*, le *psoriasis*, le *pityriasis*, l'*acne* et la *gale* avec ses maladies consécutives. Qu'il y eut simplement maladie idiopathique de la peau (dartre locale), ou même dérangement de la végétation et des éléments du sang (dartre dyscrasique), très-souvent nos bains sulfureux ou de boues, les premiers purs ou avec addition d'eau-mère, joints à l'usage interne de l'eau sulfureuse, d'autres eaux minérales ou du petit-lait, ont procuré des guérisons surprenantes. Parmi les dermatoses dyscrasiques, celles qui se trouvent le mieux de l'usage des eaux de Nenndorf, sont celles qui présentent une certaine connexion avec des affections hémorrhoïdales, avec des dérangements de la menstruation, avec le vice scrofuleux ou syphilitique. Dans les cas où l'on est privé de toute indication étiologique, il devient souvent très-difficile de décider d'avance si les bains sulfureux ou

les bains d'eau saline feront le meilleur effet. C'est ordinairement une affaire de tâtonnement ou d'expérimen-
tation. Je pourrais produire à l'appui de cette assertion
des correspondances dans lesquelles les médecins les
plus expérimentés de l'Allemagne septentrionale con-
viennent sans détour de ce fait. Des dermatoses, qui ne
purent être guéries à Kreuznach et dans d'autres bains
très-énergiques d'eau-mère, furent guéries ici, et *vice
versâ*. Heureusement que nous possédons maintenant
dans nos bains salins, avec ou sans addition d'eau-mère,
non-seulement un moyen de combattre, sur les lieux
mêmes et d'une manière plus efficace que cela ne pouvait se faire autrefois, les maladies cutanées chroniques
à fond scrofuleux, mais encore celui de nous guider
dans les cas douteux d'après l'indication de ce qui pro-
fite. L'opiniâtreté de certaines dermatoses exige un
traitement très-actif pour provoquer la réaction nécessaire. Cela peut se dire du *psoriasis invétéré*. Quelquefois le mieux ne se manifeste qu'au bout de quarante
bains de boues. J'ai aussi utilisé avec succès, dans certains cas, la méthode usitée à Sebastiansweiler et à
Baden près de Vienne, et qui consiste à laisser les malades pendant plusieurs heures dans les bains sulfureux.
Je dois encore appeler ici l'attention sur les grands
avantages qui peuvent résulter, pour les dermatoses à
fond abdominal, de la combinaison d'un avant-traite-
ment à Marienbad, Carlsbad ou Kissingen, avec un
traitement postérieur à Nenndorf; dans ces cas, l'eau
évacuante répond à l'indication étiologique, tandis que
les bains sulfureux s'attaquent au mal devenu local et
ayant sa vie propre. Il faudrait se garder de confondre
un pareil séjour, à deux sources différentes, avec la rou-

tine des temps passés, où les malades, n'importe de
quelle catégorie, étaient envoyés, pour se réconforter,
dans les bains ferrugineux.

13. Diathèse exanthématique.

On peut désigner ainsi à bon droit la curiosité pathologique que j'eus occasion d'observer pendant la saison
de 1844. Une dame, un peu malingre, avec des dispositions scrofuleuses, offrait simultanément cinq formes
différentes d'exanthèmes chroniques, savoir : aux deux
mains l'*eczéma impetiginodes,* aux bras le *lichen,* à la
face le *pityriasis,* aux oreilles le *psoriasis* et au dos le
prurigo. Je ne sais malheureusement pas quels furent les
effets de vingt-huit bains, parmi lesquels douze de boues,
ainsi que de l'usage interne de l'eau sulfureuse, les nouvelles promises sur l'état subséquent ne m'étant point
parvenues, ainsi que cela arrive si souvent.

14. Psoriasis palmaire.

Une jeune fille très-scrofuleuse fut affectée d'une
dartre squameuse au printemps de 1843, qui se borna
à la surface des deux mains. Les bains salins et les bains
de mer restèrent sans effet, mais nos bains sulfureux et
salins, et des bains locaux de boues sulfureuses furent
si efficaces que deux saisons à Nenndorf firent disparaître
le mal complétement.

15. Psoriasis circinata invétéré.

M. B., négociant, de constitution robuste quoique un
peu replète, était affecté depuis plusieurs années de ce
mal, comme on sait, très-opiniâtre, dont la cause était
demeurée entièrement inconnue, vu l'absence de toute

disposition héréditaire et de toute dyscrasie. C'était principalement à la tête et aux extrémités supérieures que l'on remarquait des taches circulaires, d'un rouge foncé, de la grandeur d'un écu, dépassant beaucoup le niveau de la peau environnante, dont les bords étaient couverts de squames épidermiques minces et d'un blanc brillant. On avait essayé beaucoup de remèdes locaux et généraux. Des pommades soufrées, d'iodure de soufre, de chlorure de zinc, de mercure précipité blanc, de goudron, tout cela était resté aussi inefficace que l'administration deux fois répétée de la tisane de Zittmann, et le séjour de Kreuznach. Le malade se rendit ici d'après le conseil du professeur Schœnlein. Il fit usage d'abord de bains sulfureux et de bains de boues, et puis dé bains de vapeurs sulfureuses. A la suite de ces remèdes, la peau, jusqu'ici sèche et cassante, commença à sécréter abondamment. Il partit en apparence sans être guéri, mais revint notablement mieux à la saison prochaine, et fut guéri radicalement par la répétition du traitement.

16. Psoriasis générale invétérée.

M. A. est affecté déjà depuis plusieurs années de cette maladie opiniâtre, dont la cause était restée entièrement inconnue, et qui s'était jouée des efforts des médecins les plus consommés. La maladie était répandue presque sur le corps entier, la peau était tuméfiée, rouge, chaude, elle était le siége de démangeaisons violentes, la face seule était restée intacte. Le malade qui, du reste, se portait bien et était d'une forte constitution, était au désespoir, car les démangeaisons insupportables empêchaient tout sommeil, quelquefois pendant plusieurs mois. Il se soumit à une diète sévère pendant l'usage de

nos bains. Il nous fallut trente-quatre bains généraux de
boues avec quelques bains de vapeurs sulfureuses, ad-
ministrés le soir d'une manière intercurrente, pour ar-
river à un point de saturation et à un commencement
d'amélioration. La durée des bains de boues fut portée
régulièrement d'une heure et demie à deux heures. A
l'intérieur le malade fit usage de notre source. Le malade
fut renvoyé avec la recommandation de tenir le régime
le plus sévère encore pendant quelques mois et de
prendre tous les jours deux grands verres de notre eau.
L'amélioration était très-prononcée à son départ, et j'eus
la satisfaction, l'année suivante, de le revoir complète-
ment guéri, puisqu'il vint se soumettre, par précaution
et à cause de quelques dispositions rhumatismales, à
un traitement moins fatigant de vingt-huit bains d'eau
sulfureuse.

17. *Impetigo confluent congénial.*

Un garçon de quatre ans, de constitution scrofuleuse
et avec une tête excessivement développée, né à Cincin-
nati, mais séjournant en Europe depuis deux ans déjà,
était affecté, dès les premières semaines de son existence,
d'*impetigo confluent* du cuir chevelu de la face et des
extrémités, pour lequel on épuisa tous les remèdes ordonnés par des médecins américains, anglais et allemands.
Il vint à Nenndorf sur les conseils du professeur Schœnlein. De temps en temps le mal était empiré par des congestions vers la tête et des accidents cérébraux, exigeant
un traitement antiphlogistique énergique. Dans ces moments la sécrétion du cuir chevelu augmentait d'une
manière incroyable, au point de remplir plusieurs vases
dans une seule nuit. A son arrivée ici, des croûtes mel-

lacées couvraient non-seulement le cuir chevelu, mais encore une grande partie de la face et du tronc. Pendant son séjour de huit semaines à Nenndorf, j'eus plusieurs fois l'occasion d'observer la manière dont ces croûtes se détachaient et se reformaient, ainsi que les tourments épouvantables que cet enfant endurait par cette sécrétion énorme et par une démangeaison insupportable, principalement pendant la nuit. Un traitement dirigé avec beaucoup de précaution, et consistant en vingt-quatre bains sulfureux, trente bains généraux de boues, l'administration interne de quelques verres d'eau sulfureuse et des cataplasmes chauds de boues sulfureuses, appliqués sur la tête pendant la nuit, eut pour effet, ce qui n'était jamais arrivé d'après les dires de la mère, de remplacer par de la peau saine partout, excepté à une petite place aux pieds, la peau malade, et de faire disparaître toutes les éruptions.

18. *Cardialgie après une gale répercutée.*

Bien que, par suite d'investigations nouvelles, l'essence locale de la gale paraisse hors de doute, et que la doctrine des métastases galeuses, qui jouait autrefois un rôle important, n'ait plus cours aujourd'hui, parce qu'on explique les faits qui s'y rapportent par le trop peu d'attention qu'on accordait aux causes intermédiaires des états pathologiques existants, il n'en reste pas moins vrai que l'on a observé à Nenndorf, et bien certainement aussi dans d'autres établissements d'eaux sulfureuses, des cas qui s'accordent mal avec la nouvelle manière de voir, et qui rappellent vivement les opinions surannées de nos pères. Il est pour le moins surprenant que des cas se reproduisent, dans lesquels des maladies qui avaient subsisté pendant trente ans, qui avaient résisté à tous les remèdes, après avoir éclaté pour la première fois après une gale rapidement guérie, guérissent d'une manière rapide et durable par l'usage des sources sulfureuses. J'ai déjà communiqué antérieurement (*Hufeland's Journal 1843*) une observation d'asthme très-incommode, survenu après une gale traitée par des remèdes domestiques, ayant duré trente ans, et guéri par l'usage des eaux de Nenndorf. Je vais faire suivre ici une observation entièrement analogue.

Un tailleur cachectique, mal nourri, âgé de cinquante-deux ans, est affecté depuis de longues années de dyspepsie et de cardialgie douloureuse, qui ne sont en aucune connexion, ni avec un mal goutteux, ni avec des hémorrhoïdes. La douleur de la région cardiaque est très-ardente et presque continuelle, et tourmente beaucoup le malade; elle est accompagnée de temps en temps de vomituritions. Le soupçon d'une maladie organique de l'estomac n'est pas fondé, le régime est très-régulier, et notamment le mouvement corporel ne manque pas. On ne peut rien trouver parmi les causes prédisposantes de ce mal qu'une gale revenue cinq fois, il y a vingt-cinq ans, et blanchie chaque fois par des médicastres. Cette gale avait duré assez longtemps, et jamais on avait eu soin pendant le traitement de provoquer une activité augmentée de la peau. Tous les remèdes employés depuis ce temps contre les maux d'estomac par des médecins des écoles les plus diverses, ne profitèrent point, ou bien leur action se bornait à la durée de leur administration. Si cette preuve d'une origine psorique de la maladie, dont la vraisemblance n'est basée, nous en convenons, que sur des raisons étiologiques, n'est pas satisfaisante, on trouvera peut-être la supposition plus acceptable en apprenant qu'un traitement-de quatre semaines, interne et externe, avec bains d'eau sulfureuse et de boues, produisit pour la première fois une amélioration après tant d'années, sans que, du reste, on pût observer pendant ou après la cure une éruption cutanée.

IV. *Engorgements de la veine-porte. Hémorrhoïdes.*

Les maladies de cette catégorie, depuis la simple pléthore abdominale jusqu'aux engorgements et aux hypertrophies des glandes du bas-ventre, se présentent très-souvent à Nenndorf, et forment, de leur côté, le fond d'une légion d'autres états pathologiques. Des congestions cérébrales et pulmonaires, l'amaurose, la cophose, les hémoptysies, les dérangements de la digestion jusqu'à l'hématémèse, plusieurs espèces d'hydropisies (l'hydropisie appelée *veineuse* par les anciens), des ulcères variqueux des extrémités inférieures, beaucoup de dermatoses, doivent leur origine à ces causes et trouvent le salut à Nenndorf, lorsqu'elles sont plutôt passives qu'actives, qu'il n'existe pas d'irritation du système artériel, et que les désorganisations ne sont pas trop avancées. Ce sont particulièrement les cas d'affections hémorrhoïdales normales, ainsi que leurs anomalies, les hémorrhoïdes non développées ou supprimées, que je dois revendiquer pour Nenndorf, tandis que les engorgements et les hypertrophies des grands organes glandulaires du bas-ventre reviennent de préférence aux sources contenant le sulfate de soude. Nous aimons à faire usage dans les formes hémorrhoïdales irrégulières,

conjointement avec l'usage interne et externe de nos
eaux, de pédiluves avec la boue sulfureuse, qui possèdent un effet dérivatif très-décidé et favorisent la congestion des veines hémorrhoïdales.

19. *Hémorrhoïdes anormales.*

H..., âgé de cinquante-six ans, d'un tempérament
sanguin, ayant échangé sa charge d'officier contre une
place dans l'administration civile, fut astreint par là à
une vie très-sédentaire; il éprouva bientôt différents accidents d'hémorrhoïdes anormales, celles-ci s'étant por-
tées tout à coup vers la tête. Les vertiges, la céphalalgie,
les vomissements, l'insomnie, etc., exercèrent sur ses fa-
cultés intellectuelles une influence tellement forte et tellement pernicieuse, qu'il lui fut impossible de continuer
ses fonctions. A son arrivée à Nenndorf, il éprouva, probablement par suite du long voyage, des accidents d'hé-
morrhagie pulmonaire assez considérables. Après l'emploi de moyens antiphlogistiques, il essaya de boire nos
eaux sulfureuses, coupées avec du lait; non-seulement
il les supporta, mais on put même y joindre bientôt
les bains sulfureux; plus tard encore, des pédiluves de
boues minérales et des douches sur la région sacrée.
Le résultat obtenu du traitement fut très-favorable, car,
d'après une communication que le patient m'a faite ultérieurement, son état s'est amélioré au point qu'il peut
vaquer à ses fonctions, sans être nullement incommodé.

20. *Hémorrhoïdes coulantes et sèches.*

U..., autrefois officier de cavalerie, était affecté depuis longtemps d'hémorrhoïdes alternativement cou-
lantes et sèches, auxquelles s'ajouta tout à coup une fis-

sure à l'anus, immédiatement derrière le sphincter. Cette fissure se montrait par les efforts de la défécation, avait un fond lardacé et ne put être guérie complétement que par des pansements avec l'onguent mercuriel. Malgré cela, il restait une douleur plus ou moins intense pendant la sortie des matières fécales, qui incommodait beaucoup et persistait encore longtemps après la défécation. L'exploration fit rencontrer une place sensible sur la paroi du rectum, la muqueuse y était boursouflée, mais sans induration ni tubercules. L'usage interne et externe de l'eau sulfureuse, des douches sur la région sacrée, ainsi que l'emploi répété d'une douche ascendante légère, opérèrent une guérison complète et délivrèrent le malade de l'appréhension désespérante d'un cancer du rectum.

V. *Maladies des muqueuses.*

Les maladies de ces membranes, à la suite de faiblesse locale, de sécrétion trop abondante ou altérée, d'irritation chronique idiopathique ou sympathique, se présentèrent très-fréquemment. C'était tantôt la muqueuse des voies respiratoires, tantôt celle des organes de la déglutition ou de la digestion, tantôt celle des organes urinaires et sexuels, qui formèrent le sujet du traitement médical.

Presque à chaque saison on a lieu d'observer une irritation chronique aussi incommode qu'opiniâtre de la muqueuse du palais et du pharynx, la *pharyngite folliculeuse ou granulée.* Tandis que je la pouvais attribuer le plus souvent à un vice hémorrhoïdal, il paraît qu'elle a principalement pour base au delà du Rhin le vice herpétique. Le caractère anatomique de ce mal paraît être l'hypertrophie des glandes muqueuses du palais et du pharynx. Il peut menacer dans ses progrès le larynx. J'obtins de l'amélioration, mais pas de guérison complète, au moyen de l'usage interne et externe de nos sources, joint à des inhalations gazeuses, des douches sur le cou et la nuque et des pédiluves dérivatifs de boue minérale. Voyez Bouland, médecin des eaux d'Enghien, dans la *Revue médico-chirurgicale de Paris.* Juillet 1848.

VI. *Maladies des organes respiratoires.*

Nenndorf convient principalement aux affections des muqueuses et aux névropathies de ces organes, telles que le catarrhe chronique, la bronchorrhée simple ou laryngée, et trachéale avec éréthisme, l'asthme sec et spasmodique, la coqueluche, l'hémoptysie avec éréthisme, lorsque ces maladies ont pour base les affections catarrhales ou rhumatismales, la goutte, les dérangements de la menstruation, les hémorrhoïdes ou les affections psoriques impetigineuses, ou si elles viennent les compliquer, surtout avec des constitutions pâteuses, phlegmatiques et veineuses. Parmi les phthisies, on peut citer la *phthisie pituiteuse* avec expectoration copieuse et fétide, la *phthisie ulcéreuse* après des lésions traumatiques, ainsi que les vomiques ouvertes après la pneumonie sans prédisposition à la phthisie. Mais les phthisies pulmonaires avec disposition aux tubercules et avec discrasie scrofuleuse, lorsqu'elles résultent de dispositions héréditaires, ne doivent en général rien espérer de Nenndorf, pas plus que les formes précitées lorsqu'elles sont trop avancées et qu'il y a déjà des symptômes colliquatifs. Car, bien que j'aie obtenu dans la tuberculisation du poumon basée sur les éléments pathologiques dont il vient d'être question, parfois une amélioration décidée, il n'en est pas moins ordinaire de ne voir qu'un amendement passager, et il est permis de penser que d'autres moyens méritent ici la préférence. Les inhalations hydrosulfureuses dans la tuberculisation du poumon n'ont d'effet calmant que sur la maladie locale, elles diminuent la toux fatigante et facilitent l'expectoration, tandis que les bains de vapeurs salins combattent plutôt la maladie dyscrasique, la tuberculisation, et méritent par là la préférence. Le caractère inflammatoire, une constitution artérielle prédominante, la tendance aux hémoptysies actives, enfin l'asthme torpide, l'asthme humide des anciens, contre-indiquent l'usage des eaux de Nenndorf dans toute sorte d'affection de poitrine. Outre l'usage interne de nos sources et celui plus rare des bains d'eau sulfureuse et d'eau saline, nous nous servons de préférence, dans le traitement des maladies en question, des bains de gaz tièdes et chauds, du petit-lait et d'autres eaux minérales appropriées.

21. *Aphonie après un catarrhe négligé.*

Une jeune dame récemment mariée, de Copenhague, arriva ici dans un état déplorable, ayant perdu depuis des années la voix à la suite d'un catarrhe négligé; son ouïe était devenue dure en même temps. Il lui était impossible, malgré les plus grands efforts, d'émettre un son appréciable, on n'entendait à la place qu'un bruit de souffle ou sibilant. On ne put rien découvrir d'anormal sur les parties du larynx accessibles à la vue et au toucher, il n'y avait aucune dyscrasie, seulement la peau paraissait être très-atonique. Après bien des traitements infructueux, on l'avait finalement envoyée à Nenndorf, qui justifia heureusement la confiance accordée d'une manière brillante. Des bains sulfureux, l'eau sulfureuse en boisson et un séjour journalier de plusieurs heures dans le bain gazeux profitèrent si bien à la malade, qu'au bout de cinq semaines elle commença à parler, bien qu'à voix basse, mais distinctement; et j'appris l'année suivante, à ma grande satisfaction, sa guérison complète.

22. *Phthisie laryngée.*

Une demoiselle de vingt-sept ans, de complexion phthisique, doit avoir été affectée, d'après les dires de son médecin, depuis six mois de cette maladie, qui avait éclaté après divers refroidissements négligés. Tous les moyens employés jusque-là avaient été infructueux; cependant elle portait encore un séton à la région laryngée. L'exploration fit reconnaître une poitrine saine, mais la tuméfaction du larynx, sa sensibilité à la pression, une voix rauque jusqu'à l'aphonie, une petite toux douloureuse et une démangeaison incommode dudit organe indiquèrent assez clairement qu'il était le foyer du mal. La participation de l'organisme entier était dénoncée par l'amaigrissement et par de la fièvre tous les soirs. Ce fut plutôt par compassion que dans l'espoir d'un succès durable que je fis boire du petit-lait à la malade, et que je prescrivis l'usage des bains gazeux pendant six semaines. Ce traitement fut terminé sans amélioration notable, avec la recommandation de conserver le séton encore pendant longtemps. J'appris plus tard, à mon grand étonnement, que cette malade avait guéri sans autre secours médical.

23. *Phthisie pulmonaire tuberculeuse.*

Mlle B., âgée de vingt-quatre ans, de constitution fleurie, d'une famille phthisique, et irrégulièrement menstruée, était déjà allée deux fois à Ems pour hémoptysie. Elle fut affectée plus tard d'une pneumonie double très-grave, qui nécessita un traitement antiphlogistique énergique; et, à peine convalescente, elle fut attaquée d'un rhumatisme articulaire violent, qui se fixa aussi sur le côté droit de la poitrine. Les symptômes qu'elle présentait à son arrivée à Nenndorf étaient des élancements passagers dans le côté droit de la poitrine, une petite toux continuelle, une expectoration sanguino-purulente, une légère fièvre le soir, respiration caverneuse et râle caverneux à droite. Tout cela autorisait certainement à diagnostiquer le deuxième degré d'une phthisie tuberculeuse. Malgré cela, l'usage continué pendant plusieurs mois des bains gazeux humides et tièdes et du petit-lait rétablit la malade au point que le prochain hiver se passa d'une manière très-satisfaisante. Elle revint l'été suivant beaucoup améliorée, et la répétition du traitement de Nenndorf la guérit complétement. Elle est aujourd'hui mariée et heureuse.

VII. *Maladies du cœur.*

Les maladies du cœur ne devraient pas au fond être traitées dans les thermes; malgré cela, il nous en vient chaque saison qui y trouvent un soulagement notable, sinon une guérison complète, surtout alors que la maladie du cœur est en rapport avec un rhumatisme récent, qu'elle est purement dynamique, ou que la désorganisation n'est pas trop avancée. Bien que les maladies organiques du cœur ne soient pas guéries à Nenndorf, la source procure au moins un soulagement notable, et, si l'on veut bien considérer l'action calmante, semblable à celle de la digitale, de nos eaux sulfureuses et de nos bains gazeux, et leur effet modifiant sur les pulsations des artères et du cœur, on trouvera très-explicable que de pareils malades arrivent ici pour chaque saison, qu'ils sont reçus, et que leur nombre arriva à vingt-neuf dans les années de 1842 à 1850.

24. *Hypertrophie du ventricule gauche.*

Une jeune fille de seize ans est affectée depuis longtemps de cette maladie (dont le diagnostic est mis hors de doute par l'auscultation), qui s'était développée peu à peu sans cause connue. Je l'ai observée depuis trois ans chaque été, et suis resté convaincu chaque fois du grand soulagement apporté par l'usage des bains sulfureux. Au commencement de chaque traitement, les moindres mouvements sont encore capables de la mettre hors d'haleine, tandis qu'à la fin du traitement elle peut faire des promenades de plusieurs lieues, et même monter sur de petits coteaux; les pulsations du cœur diminuent alors d'une manière très-décidée. L'amélioration se maintient ordinairement pendant l'hiver.

VIII. *Dyscrasies générales.*

Parmi elles se rangent les dyscrasies herpétique, scrofuleuse, squirrheuse, trichomateuse, la goutte, l'empoisonnement métallique chronique, la syphilis unie à la cachexie mercurielle. L'eau sulfureuse y est d'un grand avantage par la métamorphose graduelle de la vie végétative et la modification de la constitution qu'elle. provoque, sans avoir les effets secondaires désavantageux d'autres remèdes, par exemple du mercure et. de l'iode. A côté des bains, l'eau prise en boisson trouve ici une application étendue. Nous avons déjà parlé plus haut de la goutte.

Les scrofules se présentent dans ces derniers temps relativement moins souvent qu'autrefois à Nenndorf, le plus fréquemment encore dans l'établissement consacré aux indigents. Dans les années 1842 à 1850 on ne compta que cent trente-neuf cas. La vogue est maintenant pour les bains salins et les bains de mer, quoique nous possédions dans nos eaux sulfureuses et dans nos bains salins et de boues sulfureuses des ressources suffisantes pour combattre cette maladie, pour la guérison de laquelle pourtant l'air frais, le mouvement répété au grand air, des soins particuliers pour les téguments, une excitation de leur activité fonctionnelle et la nutrition jouent un rôle si important. Nenndorf convient principalement aux scrofules torpides non héréditaires, qu'ils aient leur siége dans le système lymphatique, dans les téguments, dans les muqueuses, les os ou les cartilages.

25. *Affection rhumatique et scrofuleuse des vertèbres (spondylarthrocace).*

Une demoiselle de dix-huit ans, très-scrofuleuse, fut saisie, après une fièvre rhumatismale, de céphalalgie violente, de douleurs dorsales et de spasmes tono-cloniques. Il s'y ajouta peu à peu une débilité générale et une paraplégie incomplète, pendant qu'on remarqua un commencement de gibbosité des onzième et douzième vertèbres dorsales. Comme tous les moyens restèrent sans effet, on se décida à employer le cautère actuel, après avoir fait toutefois encore un essai à Nenndorf. Je trouvai les onzième et douzième vertèbres, bien qu'indolores, déplacées en arrière, et l'apophyse épineuse de la douzième dirigée obliquement à gauche. Les mouvements des jambes étaient très-difficiles, la sensibilité normale. Autrement l'état général n'était pas altéré et la menstruation régulière. D'après tous les symptômes, nous avions à faire ici à une stase rhumatismale des méninges spinales à la hauteur des vertèbres déplacées, stase qui s'était propagée au corps spongieux par suite de la prédisposition scrofuleuse, ce qui laissait naître de sérieuses appréhensions. Le traitement se composa de vingt bains salins sulfureux, de douze bains de boues et de douze douches, et le mal fut non-seulement enrayé, mais, ce que l'été suivant nous apprit, on obtint une guérison complète, puisque la gibbosité resta à peine perceptible et que la paraplégie disparut entièrement.

La dyscrasie squirrheuse se présenta quelquefois, mais je n'ai observé aucun succès marqué de nos eaux.

Un cas remarquable que j'observai fut le suivant :

26. Trichoma.

Une dame de trente-deux ans, de constitution débile, d'origine allemande, mais mariée depuis douze ans en Pologne, fut affectée d'abord en 1839 de la plique polonaise. Ce n'était pas la forme ordinaire ou caudale, mais celle appelée *plique massiforme*. Cette masse, qui occupait l'occiput et qui lui devint insupportable par les tiraillements qu'elle exerçait sur le cuir chevelu, engagea la malade à des tentatives pour s'en délivrer. Deux fois elle put se livrer impunément à cette opération; mais, lorsque pour la troisième fois elle eut interrompu, au moyen des ciseaux, le courant pathologique qui se portait dans sa chevelure, en coupant la plique, elle vit se développer peu à peu les graves souffrances qui l'amenèrent à Nenndorf. La troisième plique qu'elle avait enlevée, consistait en une pelote ovale de cheveux, enchevêtrés et agglutinés par une masse gluante, quoique ne paraissant pas autrement malades; elle avait le volume de la tête d'un enfant. Le mal secondaire consistait dans une affection chronique des muqueuses des organes de la respiration et de la déglutition, de nombreux petits ulcères ronds du palais et du pharynx, de violentes douleurs de ces parties, des os de la tête et des extrémités, dans une toux irritative, brève et sèche, de douleurs de la poitrine et de dyspnée; l'auscultation ne dénonçait rien d'anormal. On obtint assez par l'usage des bains sulfureux et gazeux et par celui du petit-lait, pour déterminer la malade à une répétition de la cure l'année suivante, malgré le long voyage qu'elle eut à faire pour cela. Je trouvai à son retour les ulcères cicatricés, et les difficultés respiratoires assez notablement amendées, pour pouvoir permettre, à côté des bains gazeux, l'usage interne de l'eau sulfureuse et les bains de boues minérales. Malheureusement je n'ai plus reçu de nouvelles postérieures.

Les empoisonnements métalliques chroniques par l'arsenic et le plomb n'ont été observés que rarement ici dans les derniers temps, comme probablement aussi dans d'autres bains sulfureux, ce qui paraît devoir être attribué à des moyens prophylactiques plus complets et plus rationnels.

Je n'en ai vu aucun cas dans les neuf années de ma pratique à Nenndorf, tandis qu'antérieurement ils se présentaient souvent et se traitaient parfaitement à notre source. La dyscrasie mercurielle, au contraire, est bien plus fréquente, et trouve une prompte guérison dans nos bains. Si cela n'arrive pas, on est fondé à soupçonner l'existence d'une syphilis incomplétement éteinte, car il est souvent absolument impossible de décider, d'après les symptômes, si l'on a à faire à l'un ou à l'autre cas. La vieille doctrine, d'après laquelle l'eau sulfureuse sert de réactif dans de pareils cas douteux, en empirant la maladie syphilitique pure, et en guérissant la cachexie mercurielle, trouve encore toujours son application et sa confirmation à chaque saison. Un individu affecté d'hypertrophie de la langue, après une maladie syphilitique, et ayant fait usage de beaucoup de mercuriaux, mais d'une manière peu méthodique, vit empirer tous les symptômes pendant l'usage de nos eaux, et ne fut guéri qu'après un nouveau traitement mercuriel. Je fis bientôt après la même expérience sur un autre malade, affecté d'un ulcère du palais du volume d'un écu, sur la nature duquel de célèbres médecins n'avaient pas pu s'accorder. Les sources ferrugineuses et celles de Tœplitz doivent jouir des mêmes propriétés.

Il ne faut point venir à Nenndorf pour la syphilis pure, notamment pour des affections primaires et simples; car, pour le moins, cette source se trouve hors d'état d'enrayer le travail pathologique sans l'usage simultané du mercure. Dans la syphilis constitutionnelle, au contraire, où l'usage du mercure a amené un certain degré d'amélioration, après lequel arrive un temps d'arrêt et même un état moins satisfaisant, Nenndorf rend des services signalés. Nous avons, pour ces cas, un moyen excellent dans les bains sulfureux pour ranimer la faculté réactive de l'organisme contre le mercure, et on voit alors les mêmes préparations mercurielles, qui jusqu'ici étaient restées complétement inactives, amener une guérison radicale et durable. On a généralement besoin de moins de mercure dans ces cas. Seulement il faut éviter l'usage interne de l'eau sulfureuse, qui paraît affaiblir l'action mercurielle. Le préjugé, qui consiste à dire qu'il faut laisser passer un temps considérable après un traitement mercuriel avant d'avoir recours à des bains sulfureux, est sans aucun fondement; au contraire, ces bains sont le meilleur traitement complémentaire, et empêchent notamment les mauvais effets secondaires du mercure. Il est donc bien entendu que Nenndorf ne guérit pas directement la syphilis pure, mais bien la complication de cette maladie avec la cachexie mercurielle, et d'autant plus sûrement que cette dernière est prédominante. Ainsi que mon prédécesseur, d'Oleire, qui sut guérir des cas très-graves par la combinaison des bains sulfureux et des frictions mercurielles, j'obtins fort souvent les mêmes résultats par les traitements de Dzondi ou de Berg à côté de nos bains.

IX. *Maladies du système utérin et maladies de la période de développement chez la femme.*

Dans ce chapitre se rangent les anomalies de la menstruation, surtout l'aménie et la dysménie (aménorrhée et disménorrhée), la ménophanie, ou non-apparition primitive des règles, les fleurs blanches ou leucorrhée, les hydrométrites, même les indurations bénignes de l'utérus, en tant que ces affections sont dues à des dérangements des fonctions du système cutané, à des maladies hémorrhoïdales ou à l'hypérémie veineuse de la matrice, qu'elles se présentent en compagnie de constitutions lymphatiques ou de dispositions scrofuleuses, et qu'elles ne sont pas accompagnées de pléthore artérielle ni d'anémie. J'ai suivi, dans certains cas opiniâtres de menstruation trop parcimonieuse ou douloureuse, avec succès la méthode de Balling, qui consiste à laisser les malades, selon les circonstances, deux fois par jour, au moins pendant une heure, dans un bain, et cela, dès que les prodrómes des règles se manifestent. On continue ce système pendant l'écoulement des menstrues, surtout chez les femmes nerveuses et histériques. Voy. Balling dans Busch, *Neue Zeitschrift für Geburtskunde*, t. Ier. 1834.

Dans les cas, également, où la stérilité peut être attribuée aux causes énumérées ci-dessus, on obtiendra de nos sources des résultats souvent inespérés. Sans vouloir admettre pour elles une affinité mystérieuse et spécifique pour les maladies utérines, et revendiquer ainsi pour Nenndorf une réputation comparable à celle que possèdent, sous ce rapport, Ems, Schlangenbad, Baden en Suisse et d'autres thermes, je n'en puis pas moins assurer que notre bain a réalisé plus d'un espoir, depuis longtemps abandonné, d'avoir jamais de la famille. Nous aimons à nous servir, dans cette classe de maladies, outre les bains de siége d'eau sulfureuse, des pédiluves de boue, des bains gazeux et des douches ascendantes d'eau sulfureuse.

27. *Induration bénigne du col de l'utérus.*

Mme H., âgée de trente-deux ans, de constitution robuste, mais mariée sans enfants, se plaignait depuis longtemps de coliques menstruelles et d'autres symptômes suspects qui nécessitèrent une exploration. Je trouvai le col considérablement tuméfié, douloureux au toucher, mais bosselé seulement, sans granulations. L'affection était manifestement en rapport avec un vice hémorrhoïdal, et fut amendée notablement par l'usage interne de la source, les bains sulfureux et la douche ascendante. Lorsque j'éus l'occasion de répéter l'exploration au bout de cinq mois, les symptômes énumérés avaient disparu.

28. *Hydrométrite avec ascite.*

J'ai déjà donné une relation détaillée de ce cas remarquable d'hydropisie de l'utérus virginal chez une demoiselle de vingt et un ans, dans Busch, *Neue Zeitschrift für Geburtskunde,* t. XXIV, 1848. Cette maladie ne s'était présentée, à Nenndorf, ni à moi-même, ni à aucun de mes prédécesseurs; au moins les annales de nos bains n'en font-elles aucune mention. Je me borne à noter ici que le développement de l'utérus avait acquis l'énorme volume d'une grossesse à son terme, que la maladie était produite par une hypérémie chronique de l'utérus chez une personne de constitution veineuse et lymphatique avec dispositions scrofuleuses, et finalement qu'une cure répétée à Nenndorf, par l'usage interne et externe des eaux joint à des bains de boues, fit disparaître la cause de l'hydropisie et en empêcha ainsi le retour, et que l'évacuation de la sérosité fut provoquée par l'administration du seigle ergoté.

X. *Maladies des organes urinaires.*

Dans la gravelle, ou bien lorsqu'il existe des calculs rénaux ou vésicaux, les eaux de Nenndorf provoquent, pendant et même après leur administration, non-seulement la cessation des douleurs, mais aussi l'expulsion des concrétions. Je vis également des guérisons ou des améliorations dans le catarrhe vésical, les hémorrhoïdes vésicales, la strangurie, la dysurie, le gonflement hémorrhoïdal ou hémorrhoïque de la prostate. Je puis également recommander nos bains, en bonne conscience, dans la blennorrhagie douloureuse ou chronique, lorsqu'il n'y a pas de rétrécissement ou d'autres altérations organiques. L'usage interne des eaux et des injections d'eau sulfureuse, faites avec ménagement dans le canal de l'urètre, sont d'un excellent effet, surtout dans la blennorrhée chronique et opiniâtre (goutte militaire).

Zägel (voy. *Physikalisch-medizinische Abhandlung über das schwefelhaltige Mineralwasser und die Bäder zu Eilsen,* 1831, p. 54) vante les effets de ses bains dans le diabète sucré, et je suis à même d'en dire autant de Nenndorf, en relatant un cas de cette maladie, le premier, autant que je sache, qui s'y soit présenté.

30. *Diabète sucré.*

Un officier haut placé, d'un extérieur cachectique et pâteux, âgé d'environ soixante-quatre ans, ayant mené autrefois une vie très-agitée, fait beaucoup de campagnes et ne se refusant rien, était affecté depuis quelques années de goutte hémorrhoïdale et de dartres squameuses. Ces dernières ayant disparu par suite de causes inconnues, il se développa peu à peu tous les symptômes du diabète sucré, qui, d'après la description, dut atteindre à un haut degré, mais fut essentiellement amendé par une diète sévère et un traitement médical convenable, surtout lorsque apparut, sur le dos de la main gauche, une éruption de dartres squameuses semblable à la première. Je ne puis donner de détails thérapeutiques sur ce traitement, le malade étant arrivé sans consultation médicale écrite. La dernière analyse des urines, faite peu de temps avant le commencement du traitement à Nenndorf par un chimiste de Berlin, démontra encore une proportion sucrée de plus de 1 p. 100. A son arrivée ici, il n'y avait plus que de légères traces de l'ancienne maladie; la quantité d'urine rendue quotidiennement s'élevait en moyenne de cinq à six livres; elles étaient de couleur jaune paille, légèrement fermentées, douceâtres au goût et d'une légère odeur urineuse; la pesanteur spécifique était de 1,0268. Le traitement consiste en vingt-huit bains sulfureux à 27 degrés R., vingt-sept maniluves, de la main gauche, dans la boue minérale, et l'usage interne de l'eau ferrugineuse de Pyrmont. Vers la fin du traitement, je fis faire une nouvelle analyse de l'urine par le pharmacien des bains, qui démontra que la proportion de la matière saccharine n'était plus que 1/4 p. 100. Pendant la durée du traitement il se montra, pour un moment, une légère rougeur du gros orteil droit, et, tandis que la dartre de la main gauche disparaissait peu à peu, je vis apparaître sur les téguments du bas-ventre une nouvelle éruption de *psoriasis* du volume d'un écu, en tout semblable aux précédentes. Des nouvelles postérieures me manquent. La relation causale du diabète sucré avec

une dermatose chronique, bien que mentionnée dans
certains écrits, n'a été certainement observée que bien
rarement.

XI. *Maladies du système nerveux.*

Dans les névroses des organes centraux comme des
trajets cérébro-spinaux et grand-sympathique, l'efficacité de nos eaux est subordonnée aux causes efficientes;
si celles-ci peuvent être écartées, la névropathie, qui en
dépend, disparaîtra. Celle-ci pourra toujours être traitée
à Nenndorf, qu'elle se produise sous la forme hypéres-
thésique, anesthésique, spasmodique ou paralytique,
.tant qu'elle est le produit d'un vice hémorrhoïdal ou
menstruel, arthritique ou rhumatismal, d'une dermatose non développée ou répercutée, de transpiration des
pieds rentrée, d'un empoisonnement métallique, etc.
Bien qu'en général l'effet de l'hydrogène sulfuré consiste
plutôt dans l'antagonisme qui se produit par la révulsion
de l'état de congestion veineuse de certaines parties du
système nerveux, et sa dérivation sur la peau et les organes abdominaux, il n'en reste pas moins probable que
nos sources possèdent encore une affinité névro-dyna-
mique directe avec certains groupes du système nerveux, dans laquelle pourrait bien résider leur efficacité
dans certaines névralgies de certains nerfs cérébraux, et
dans ce que l'on est convenu d'appeler l'irritation spinale. (Cela peut se dire surtout des douches gazeuses.)
Parmi les névralgies, nous voyons le plus souvent la sciatique, le tic douloureux et le lombago, plus rarement
la névralgie brachiale et plantaire. Parmi les paralysies
à origine centrale, ce sont surtout les paralysies spinales

et les paralysies apoplectiques qui s'observent ici. Pour ces dernières, il est inutile d'être trop timide dans l'administration des bains sulfureux et des douches. Les névroses proprement dites étaient surtout représentées par l'hystérie et l'hypochondrie et par l'asthme purement nerveux. La coqueluche aussi est combattue efficacement par nos bains gazeux. Sans mentionner ici que cette maladie ne se présente que fort rarement chez les populations groupées autour de sources sulfureuses, et qu'elle est alors très-bénigne, je dirai que j'ai observé fort souvent que des enfants, arrivés ici avec cette maladie, en furent délivrés en peu de temps par l'usage de nos bains gazeux.

Maladies de la moelle épinière et de ses méninges.

Les maladies produites par le ramollissement et l'atrophie de la moelle épinière peuvent être traitées aussi peu à Nenndorf que la paralysie idiopathique de cet organe, la paralysie médullaire; quoique cette dernière maladie se présente assez fréquemment chez nous, je n'ai point obtenu ordinairement de soulagement, tout au plus un temps d'arrêt momentané. Il paraît probable que dans ces cas les thermes que l'on est convenu d'appeler indifférentes, ou bien des sources ferrugineuses énergiques devraient être préférées. En général, les paraplégies produites par la prodigalité du sperme ne doivent rien espérer de Nenndorf. Mais, au contraire, les paralysies spinales, survenues après des épanchements plastiques, après inflammation ou irritation des vertèbres, de la moelle épinière ou de ses méninges, produites par l'hypérémie veineuse de ces parties ou par des engorgements ou des épanchements de provenance typhoïde, scrofuleuse et arthritique ou rhumatismale, ou par la suppression dé sécrétions habituelles, surtout de la transpiration des pieds, ainsi que par des intoxications arsenicales ou saturnines, se trouvent très-bien de nos eaux. Des paralysies complètes ou incomplètes, dues à ces causes, sont très-souvent guéries complétement, et presque toujours améliorécs essentiellement, à condition que la maladie fondamentale ne soit pas éteinte depuis trop longtemps, ou qu'elle n'ait pas amené une altération organique irrémédiable.

L'irritation de la moelle épinière, cette agrégation de symptômes dont la connaissance est si répandue de nos jours, a également été traitée par nos eaux avec un succès surprenant. Quoique dans ces derniers temps on n'ait appelé l'attention que rarement sur les bons effets des bains sulfureux dans l'irritation spinale, les guérisons obtenues ici ne se présentent pas comme des faits entièrement isolés, car les avantages de bains sulfureux artificiels dans la chorée et autres maladies spasmodiques, qui tiennent si souvent à une irritation de la moelle épinière, ont été depuis longtemps reconnus et appréciés notamment en France. C'est dans ce pays que Baudelocque aîné publia le premier les résultats de ses tentatives dans ce sens, et annonça la guérison de treize enfants malades sur quatorze. Des succès analogues furent obtenus par Forget, Buffos, Guersant, Bonneau, Jadelot, Piorry. L'expérience de ces médecins paraît avoir été mise à profit d'une manière moins empressée en Allemagne; pourtant un pareil malade fut guéri par des bains sulfureux par Ecker dès 1805. Le docteur Huss, dans son rapport sur l'hôpital Séraphin à Stockholm (1842), recommande également les bains sulfureux dans l'irritation de la moelle épinière, et les bains de boues sulfureuses, lorsque cette maladie est accompagnée d'anesthésie et de paralysie. (Voy. *Oppenheims Zeitschrift für die gesammte Medizin*, t. 30. chap. 1er.) En général, nous nous servons pour combattre les névroses, à côté des bains sulfureux ou salins, selon le caractère de l'affection, tantôt des douches gazeuses plus calmantes, tantôt des douches aqueuses chaudes ou froides, des douches de vapeur et des bains de boue minérale, plus excitants et agissant sur l'innervation d'une manière plus vivifiante.

30. *Hypochondrie après un psoriasis larvé.*

Le cas qui va suivre prouve que les maladies nerveuses générales peuvent dépendre quelquefois uniquement d'une composition viciée du sang.

Un employé supérieur de quarante-deux ans fut affecté, après une fièvre gastrique, d'hypochondrie avec idées fixes. Un traitement à Dribourg le soulagea, et l'hiver suivant un *psoriasis* se montra sur quelques parties du tronc. On l'envoya par conséquent à Nenndorf, où il fit usage de bains de boue et de l'eau sulfureuse en boisson et en bain. Il partit en apparence sans amélioration, mais dès l'automne de la même année il se développa une dartre squameuse, et le malade nous revint un tout autre homme pour répéter le traitement. Il se porte bien depuis.

31. *Névralgie de la cinquième paire.*

Une demoiselle délicate, à constitution scrofuleuse, éréthique, avait été affectée de chlorose, à la suite de laquelle il lui était resté une hypertrophie de la rate. Plus tard dans son pays, exposée aux influences d'un climat humide et variable, elle fut affectée de névralgie de la première et de la deuxième branche de la cinquième paire à droite, accompagnée de contractions violentes des muscles de la. face. On lui ordonna à Nenndorf: Bains sulfuro-salins, douche gazeuse tiède sur le trajet du nerf affecté, à l'intérieur l'eau de Kissingen (Rakoczy). Le succès de ce traitement de vingt-quatre jours fut heureux. La malade nous écrivit encore de l'Italie, où elle dut passer l'hiver, pour nous donner les meilleures nouvelles de sa santé..

Sciatique nerveuse.

Nos eaux jouissent d'une réputation méritée contre cette maladie, qu'elle soit de nature arthritique hémorrhoïdale ou rhumatismale. J'ai même vu des guérisons dans des cas où la nutrition de la jambe était gravement compromise, après un ou plusieurs traitements par l'eau sulfureuse, les bains de boue, les bains de vapeur, les douches aqueuses et gazeuses. Je n'ai même vu encore aucun cas de sciatique qui ait résisté, à la longue, à l'action de nos eaux.

32. Névralgie plantaire.

Une jeune dame avec des prédispositions scrofuleuses et herpétiques et une constitution nerveuse s'était attiré, il y a six ans, cette maladie douloureuse pour avoir exposé le pied droit déchaussé et en transpiration à un courant d'air, après une forte promenade en souliers trop étroits. La douleur, qui primitivement s'étendait davantage au nerf sciatique, a maintenant son siége à la plante du pied, à l'endroit où le deuxième métatarsien touche la première phalange du second orteil, et s'étend de là en arrière vers le talon, en remontant même plus haut. Elle existe presque continuellement, s'augmente à chaque pression et rend la marche excessivement difficile. On ne peut remarquer rien d'autre au pied affecté; seulement le gras de la jambe a presque disparu. Cette douleur continuelle et violente a fini par produire avec le temps une telle hypérestésie, que le moindre bruit affecte désagréablement la malade. Le professeur Schœnlein, dans la supposition qu'il existait ici un dépôt scrofuleux herpétique sur le névrilème ou dans le voisinage du nerf, envoya la malade à Nenndorf, pour obtenir, s'il était possible, une neutralisation de la dyscrasie, après que beaucoup d'autres remèdes, parmi lesquels des bains salins et un traitement hydrothérapique, furent restés sans effet. Le traitement de Nenndorf se composa de trente-deux bains sulfureux, de vingt bains de boue locaux, et de l'eau sulfureuse administrée à l'intérieur, par petites portions. Ce premier traitement eut pour résultat une amélioration notable, en même temps qu'il provoqua pendant tout l'hiver suivant une transpiration copieuse et un exanthème papuleux du pied affecté. Malheureusement la malade reçut au printemps suivant un coup sur la hanche, à la suite duquel le mal empira de nouveau; elle eut des douleurs simulant une coxalgie, avec lesquelles la malade revint dans l'été de 1850 pour la seconde fois à Nenndorf. Cette fois-ci j'ordonnais quarante-six bains sulfureux et vingt-quatre bains locaux de boue. Après ce traitement, la douleur coxalgique avait disparu, mais celle de la plante du pied se réveilla de temps en temps. J'attends dans ce cas beaucoup des effets secondaires, sur lesquels je n'ai pas encore de nouvelles.

33. Second cas de névralgie plantaire.

J'observai un second cas de névralgie plantaire chez une dame mariée, robuste, âgée de quarante ans, de constitution pléthorique, avec un système nerveux très-irritable et des dispositions rhumatismales. Dans ce cas, la cause déterminante de la maladie, qui dure maintenant depuis deux ans, doit avoir été la pression d'un caillou contre la plante du pied pendant un faux pas. Une guérison complète fut obtenue par une administration répétée de nos bains sulfureux, de bains locaux de boue et de quelques douches.

34. Hyperesthésie du nerf laryngien.

Une jeune demoiselle, robuste et vermeille, d'une famille saine et libre de toute prédisposition phthisique, avait gardé, après une grippe traversée il y a plus d'une année, une irritabilité excessive du larynx, qui se manifestait par un chatouillement continuel, une petite toux, de l'enrouement après avoir parlé haut ou après avoir ri, etc. Le mal, dont on s'occupa peu au début, arriva enfin à un tel degré, qu'une conversation à haute voix, la lecture, le rire même, provoquaient un enrouement voisin de l'aphonie et une toux nerveuse excessivement incommode. Cependant rien n'indiquait une affection matérielle de l'organe malade. Après l'usage infructueux d'une foule de médicaments, la malade fit usage pendant six semaines de nos bains gazeux et du petit-lait, et guérit.

35. Paralysie des extrémités inférieures après une commotion de la moelle épinière.

Un homme de quarante-neuf ans, bien portant d'ailleurs, était tombé d'un arbre à plat sur le dos, et avait perdu sur-le-champ l'usage des extrémités inférieures. Malgré des secours immédiats et éclairés, la paralysie demeura, le mouvement ainsi que la sensibilité étant presque nuls. L'examen le plus rigoureux ne révéla ni difformité ni même un endroit douloureux de la colonne vertébrale. Le traitement se composa de quinze bains sulfureux avec douches, d'autant de bains de boue, et de huit douches de vapeur sur le dos. Déjà, vers la fin du traitement, le malade, qui jusqu'ici avait été obligé de se faire porter ou voiturer, commença à marcher à l'aide de deux béquilles, et a guéri depuis complétement sans autre secours médical.

36. Paralysie traumatique des extrémités inférieures.

Un piqueur de l'électeur, autrefois toujours bien portant, fut lancé dans l'année 1846 par-dessus la tête de son cheval qui s'était emporté, et tomba avec une telle force sur la région sacrée qu'il ne put se relever. Bientôt après se développèrent les symptômes d'une méningite spinale de la région dorsale inférieure. Malgré le traitement antiphlogistique le plus énergique, il survint un épanchement avec paralysie complète contre lesquels les moyens les plus violents, y compris le moxa, restèrent sans effet. Le malade arriva dans un état déplorable. L'impossibilité absolue de marcher seul, les douleurs les plus vives, des spasmes toniques fréquents dans les jambes amaigries, une constipation opiniâtre et habituelle, indiquaient d'une manière non équivoque la présence d'un épanchement plastique, et la compression des racines nerveuses de la motilité dans la partie inférieure de la moelle épinière, tandis qu'extérieurement, outre les cicatrices des moxas, on ne put rien découvrir d'anormal. Ma joie fut d'autant plus grande, lorsque déjà vers la fin du traitement, qui se composa de douze bains sulfureux, de vingt-deux bains de boue et de nombreuses douches d'eau et de vapeur, une amélioration surprenante dans la locomotion annonça une résorption commençante de l'épanchement, qui fit de tels progrès, que je rencontrai le malade, quatre semaines après la terminaison du traitement, dans son pays, sur la rue, en manches de chemise, et le vis monter sans fatigue à son logement au quatrième.

37. *Irritation spinale secondaire.*

M. A..., âgé maintenant de cinquante ans, d'un extérieur cachectique et de constitution veineuse, est affecté déjà depuis dix ans de spasmes cloniques des bras et du tronc, alternant avec de la cardialgie. En même temps les vertèbres dorsales étaient douloureuses, et la pression sur elles provoquait des spasmes violents. Ces accidents ont duré presque sans interruption depuis les derniers huit mois. Ils commencent ordinairement sous forme de coliques, et se transforment ensuite en contractions spasmodiques des bras, quelquefois aussi du tronc et de la tête, auxquelles succède la perte de connaissance. Cette succession d'accidents se répète presque à chaque accès, et les accès arrivent spontanément ou bien peuvent être provoqués à volonté par la pression sur les troisième, quatrième et cinquième vertèbres dorsales. Outre cela, il existe de la pléthore abdominale et des congestions hémorrhoïdaires, quoique les hémorrhoïdes ne se soient jamais développées complétement. Chaque fois que le malade éprouve de la douleur et de la pression dans la région sacrée, il n'a pas de

spasmes et se porte bien relativement. Il est vraisem-
blable, par conséquent, que ces accidents sont produits
par des congestions hémorrhoïdales vers la partie supérieure de la moelle épinière. Les remèdes employés
jusqu'ici et contre le mal primitif et contre le mal secondaire, étaient restés sans effet. L'usage continué pendant quatre semaines de nos bains sulfureux et de nos
douches, de nos pédiluves boueux et de l'eau sulfureuse
en boisson, opéra déjà avant le départ du malade une
amélioration notable, en ce sens que les accès devinrent
plus rares, ne revinrent pas pendant des jours entiers,
et ne purent plus être provoqués par la pression sur les
vertèbres. Je ne pus apprendre rien d'ultérieur sur ce
cas intéressant.

38. *Irritation spinale primaire.*

Pendant l'année 1846 il vint à Nenndorf une demoiselle affectée de cette maladie à un haut degré. Quoique
forte en apparence et d'une prestance de Junon, elle avait
une constitution très-nerveuse et un système vasculaire
excessivement irritable. Libre de toute dyscrasie, elle fut
atteinte, vers sa douzième année, d'une gibbosité assez
prononcée de la colonne vertébrale, vers les vertèbres
dorsales moyennes, pour laquelle on la fit passer, dans
sa quinzième année, onze mois sur un appareil à ex-
tension. C'est à cette pratique irrationnelle que se rap-
porte l'origine de sa grave maladie nerveuse, quoique
la gibbosité fût notablement redressée et que le développement physique fît d'énergiques progrès. J'eus à la
traiter à partir de sa vingtième année, et j'eus l'occasion, pendant plusieurs années, de voir les symptômes
protéiformes de cette maladie avec un ensemble et une

variété comme cela se présente probablement fort rarement. Ces symptômes consistaient soit en affections nerveuses générales, soit en reflets locaux. C'étaient tantôt
des accidents hystériques simples, tantòt les symptômes
de la chorée, du tétanos, de l'éclampsie, de l'extase, de
la catalepsie, des syncopes qui se présentèrent aux re-
gards de l'observateur étonné ; tantôt l'irritation spinale
se réflétait dans des régions plus éloignées, à la suite
de quoi il se développa de l'asthme, des palpitations
violentes, de l'hémoptysie, de la dyspnée, puis de la
dysphagie, de la cardialgie, des palpitations épigas-
triques et des coliques violentes. Pendant assez longtemps on observa des tumeurs simulées dans le bas-
ventre, dures et circonscrites comme des stéatomes,
persistant pendant des semaines et puis disparaissant
sans laisser de traces. Tous ces accidents alternèrent
souvent entre eux et pouvaient être provoqués par une
légère indigestion, par la moindre émotion, ou bien à
volonté par une pression exercée sur les vertèbres tho-
raciques supérieures, qui étaient excessivement sensibles à tout attouchement. En dehors de cela, toutes
les fonctions, notamment aussi la menstruation, étaient
normales, et la nutrition se faisait si bien que personne
ne se doutait de ces tristes prédispositions d'après l'extérieur robuste et florissant de cette demoiselle. Tous les
remèdes employés par moi et d'autres médecins qui
m'avaient précédé restèrent sans succès pour une guérison radicale. Dans les accès, le meilleur palliatif consistait encore dans des attouchements et des frictions
avec une baguette de fer, quoique le magnétisme mi-
néral restât sans effet. Quelquefois aussi je réussis à
calmer par des passes avec les mains. La malade se

maria à l'âge de vingt-deux ans, devint enceinte aussitôt et vit alors les accès diminuer en durée et en intensité. Malgré un accouchement très-laborieux, les couches se passèrent très-bien. Bientôt après il se développa des symptômes d'une phthisie commençante, tels que douleurs de poitrine, hémoptysie, toux, dyspnée, amaigrissement, avec lesquels du reste les résultats de l'exploration du thorax se trouvèrent heureusement en contradiction, tandis que l'irritation spinale se continuant indiquait assez l'origine de cette phthisie larvée. Un traitement au petit-lait la fit disparaître, mais pour ramener de nouveau les attaques de nerfs un peu effacées, de sorte que l'espoir de voir modifier l'état du système nerveux par la grossesse et les couches devint illusoire. Je n'hésitai donc plus à prescrire les bains de Nenndorf, d'autant moins que déjà alors je possédais des observations encourageantes dans ce sens, et je fis prendre en même temps que le petit-lait des bains sulfureux à 26 degrés R. Quoique les trois premiers bains fussent troublés d'une manière fort désagréable par des accidents tétaniques, j'obtins bientôt de l'amélioration, et le succès de vingt-quatre bains surpassa si bien toute attente que la malade se vit délivrée déjà dans l'automne de l'année passée de ses souffrances graves et interminables. Les accès devinrent de plus en plus rares et les endroits douloureux de la colonne épinière avaient disparu. Vers la fin de l'année, elle devint enceinte de nouveau, mais ni cette grossesse, ni deux autres subséquentes ne purent ramener les maux d'autrefois.

XII. *Maladies des os.*

Nous vîmes beaucoup de maladies des os et des cartilages articulaires; il y en eut cent quarante-deux cas dans les années 1842 à 1850. C'étaient tantôt les suites d'affections internes dyscrasiques et d'inflammations chroniques avec dépôts produits par celles-ci, telles que goutte, scrofules, syphilis, rhumatismes, intoxication mercurielle, etc., tantôt de causes traumatiques, tantôt des deux causes réunies, produisant ainsi une maladie compliquée. La carie et la nécrose, les exostoses, la coxalgie, la tumeur blanche du genou, les suites de lésions traumatiques des os et des articles, d'anciennes fractures, de luxations, de contusions, telles que fausses ankyloses, raideur des articulations, relâchement des ligaments, faiblesse et mouvements peu sûrs des membres provenant de ces causes, tout cela fut très-souvent amélioré ou guéri par nos bains sulfureux, nos douches, nos bains boueux. Un cas remarquable de maladie dyscrasique des os, relativement à l'obscurité de l'étiologie, est le suivant :

39. Arthralgie chronique.

Mme U., âgée de vingt-huit ans, libre de toute prédisposition morbide héréditaire, toujours bien portante dans sa jeunesse, souffrit de la chlorose pendant sa période de développement, et se maria très-jeune, à peine guérie de cette affection. Après ses premières couches, elle vit se développer peu à peu, sans cause connue, une difficulté des mouvements des extrémités inférieures, accompagnée graduellement de douleur, de tuméfaction et de troubles fonctionnels de toutes les articulations, principalement des genoux et des coudes. Un célèbre médecin avait voulu la guérir par d'énormes frictions iodurées, après lesquelles il se déclara une douleur violente, une tumeur des deux genoux semblable à la tumeur blanche, une paralysie complète des extrémités inférieures et une fièvre lente. La malade consulta pendant sept années les médecins les plus célèbres, et essaya d'innombrables traitements. Son état s'améliora un peu par l'usage de toniques à l'intérieur et de bains d'eau-mère de Neusalzwerk. Lorsqu'elle arriva pour la première fois à Nenndorf, je trouvai les deux genoux et les deux coudes contractés, les extrémités articulaires boursouflées et ramollies, en tout bien différentes de l'état que présentent les rétractions rhumatismales-goutteuses. On remarquait un boursouflement analogue des articulations du pied et des doigts, et l'articulation coxo-fémorale paraissait menacée de la même affection. Naturellement les fonctions des articulations affectées étaient compromises au plus haut degré; la malade ne pouvait faire qu'à grand'peine quelques pas sur un sol uni, sans appui; elle marchait toute recourbée et les pieds très en dehors. On ne remarquait rien d'anormal à la colonne vertébrale, pas plus qu'aux autres parties du système osseux. Toutes les autres fonctions se faisaient régulièrement; seulement le système utérin paraissait être affecté sympathiquement, ce qu'indiquaient de fréquentes douleurs lombaires et dorsales, une menstruation trop fréquente et trop abondante et une leucorrhée bénigne, sans que pourtant on pût découvrir une maladie matérielle de l'organe générateur. Les opinions des médecins étaient très-diverses sur le diagnostic de cette maladie; on avait songé à l'ostéomalacie, à l'intoxication iodique, à la paralysie spinale; on voulut même découvrir des analogies avec l'arthritis blennorrhoïque, quoique l'étiologie ne justifiât point une semblable supposition. Je conviens que je ne me laissai guider dans ce cas que par l'indication de ce qui profita (*indicatio e juvantibus*). Dès le commencement de l'usage de nos bains sulfuro-salins (mêlés à parties égales), de bains de boue, lesquels provoquèrent une diaphorèse abondante et prolongée, il se déclara une amélioration tellement marquée que cette circonstance décida la malade à répéter encore deux fois le même traitement. Après son troisième séjour à Nenndorf, elle fut guérie complétement, au point qu'elle redevint libre de tous ses mouvements, et put même prendre part à la danse. J'avais ordonné après le deuxième traitement des bains au tan, à prendre à son domicile pendant l'hiver.

CHAPITRE VII.

MODE D'EMPLOI DES EAUX MINÉRALES DE NENNDORF. RÉGIME A SUIVRE DANS LE TRAITEMENT. TECHNIQUE ET DIÉTÉTIQUE BALNÉAIRES.

Cet aperçu étant uniquement destiné aux médecins, je serai dispensé sans doute d'entrer dans de longs détails sur le régime à suivre dans une cure entreprise à nos eaux; pour ne point fatiguer par des répétitions inévitables, je me bornerai à indiquer ce qui est strictement nécessaire pour faire connaître l'emploi méthodique de nos sources, tel qu'il est usité dans ce bain depuis plus de 60 ans.

A. Traitement préparatoire.

L'affection pour laquelle on vient recourir à nos eaux, est-elle tant soit peu grave, je recommanderai de faire précéder le traitement proprement dit par quelques mesures préparatoires. Que le patient faible, qui n'est plus accoutumé au grand air, ranime donc d'abord ses forces par un régime fortifiant, qu'il s'accoutume de nouveau au grand air. Que celui qui veut se guérir d'une affection abdominale et qui est sujet à une obstruction habituelle, n'oublie pas de recourir préalablement à des agents apéritifs ou à quelque autre source évacuante. Les tempéraments sanguins feront bien de ne venir ici qu'après une saignée, soit locale, soit générale, faute de quoi ils seront forcés plus tard d'y recourir à différentes reprises, par suite de l'action échauffante de nos bains de boues minérales.

B. Traitement proprement dit.

Nenndorf n'étant pas pourvu des aménagements nécessaires pour une cure d'hiver, l'époque la plus convenable de l'année pour y faire un traitement commence avec le mois de juin et finit avec celui d'août. Cette période est désignée, pour ainsi dire, par la situation géographique de Nenndorf, par son climat, par les dispositions de la localité, ainsi que par la nature des affections auxquelles ce bain convient. C'est pour ces motifs que l'ouverture en a lieu le 1ᵉʳ juin, et que les derniers baigneurs ne nous quittent que vers la mi-septembre.

Aucun règlement des autorités ne force les malades qui viennent faire ici un traitement complet, à recourir aux consultations des médecins résidents, quoique celles-ci leur soient à recommander dans leur propre intérêt. On ne peut cependant se servir des douches, des bains de gaz et de boues, ainsi que des étuves, sans une autorisation préalable d'un des médecins de l'établissement; c'est là une mesure de précaution indispensable pour obvier au grand préjudice qui résulte facilement pour les baigneurs de l'emploi inconsidéré de ces sortes de bains.

1. Traitement interne sous forme de boisson.

Les heures les plus convenables pour la boisson de nos eaux sont celles de la matinée, entre six et huit heures; on se livrera dans l'intervalle à un exercice modéré et nullement échauffant, soit dans notre belle allée de tilleuls, soit dans les jardins anglais, à proximité des sources; le temps est-il défavorable, on a à sa disposition deux promenoirs abrités, d'abord la grande salle, de cent dix-huit pieds de longueur, qui se trouve dans le bâtiment à arcades, ensuite le long salon, de cent huit pieds, dans le bâtiment des galeries. Au début de la cure, on prend ordinairement deux gobelets de six à huit onces chacun, et l'on augmente graduellement jusqu'à six et huit gobelets; il faut éviter de boire trop précipitamment et mettre toujours entre chaque gobelet un intervalle de quinze à vingt minutes, pendant lesquelles on se promènera. La spécialité des cas donnés déterminera le médecin à prescrire l'eau sulfureuse, tantôt pure, tantôt coupée avec du lait, du petit-lait, ailleurs avec une addition de sels apéritifs ou d'agents toniques stomachiques; en cas de besoin, il désignera aussi une autre source comme plus appropriée. Nos eaux sulfureuses, qui contiennent du sulfate de chaux, prises en boisson, exigent une bonne digestion, par conséquent l'observation du régime prescrit est de rigueur. Les eaux ingérées causent-elles de la constipation, comme c'est souvent le cas dans les premiers jours du traitement, qu'on ne se presse pas de recourir aux évacuants, mais que, d'un autre côté, on n'attende pas non plus trop longtemps avant de les employer; les délais trop longs, sous ce rapport, font naître facilement des accidents gastriques ou un état tout particulier qui a beaucoup d'analogie avec le narcotisme. Les moyens que nous opposons ordinairement à la constipation sont : le sel de Carlsbad ou les lavements d'eau sulfureuse. Après avoir pris le dernier gobelet à la source, qu'on se promène encore une demi-heure; ensuite, après s'être suffisamment reposé, on pourra prendre un léger déjeuner, consistant ordinairement en café avec du biscuit. La boisson des eaux, le soir, ne peut être accordée que dans des cas exceptionnels. Pendant la menstruation, les femmes discontinueront le traitement.

2. *Traitement externe sous forme de bains.*

On ne saurait déterminer, de prime abord, dans quels cas il faut prendre seulement les eaux en boisson, et dans quels cas il faut y joindre l'usage externe sous forme de bains; la nature de la maladie et l'examen scrupuleux du cas donné guideront, sous ce rapport, le médecin résident. Les bains se prennent le plus convenablement dans la matinée. Celui qui prend les eaux en boisson pourra se rendre dans le bain une demi-heure ou une heure après le dernier gobelet, ou bien, s'il ne peut rester aussi longtemps à jeun, une heure après avoir pris le léger déjeuner. Les personnes faibles, qui ne peuvent dans la même matinée boire les eaux et prendre un bain, pourront remettre ce dernier pour la soirée ; je ne conseillerais pas de prendre deux bains par jour. Les personnes d'une grande irritabilité feront même bien de ne prendre un bain que tous les deux jours. La température habituelle des bains sulfureux de Nenndorf est entre 25 et 27 degrés R. La gradation du bain se règle toujours sur la nature de la maladie et sur la constitution du baigneur. On prend ici des bains sans se servir d'un manteau de bain; pour en retirer des avantages plus marqués, il faut frictionner doucement ou brosser les parties affectées. Après le bain, le baigneur est essuyé et fortement frictionné avec une toile de lin chauffée ou non chauffée, suivant l'ordonnance du médecin; dans des cas particuliers, celui-ci fait suivre aussi le bain sulfureux d'affusions froides. Il est impossible de préciser la durée du bain, même en général. Tout ce que je puis dire, c'est que les premiers bains ne doivent être que d'une courte durée, quinze à vingt minutes; un séjour plus long sera rarement de quelque avantage; quant aux bains de boues, on a coutume d'y rester trois quarts d'heure et une heure. Après le bain le patient ne saurait rien faire de mieux que de s'en retourner dans sa chambre, de s'y livrer quelque temps au repos, tout en restant chaudement vêtu, et sans s'endormir, si c'est possible. Le sommeil, après les bains de boues, doit surtout être évité, parce qu'il cause facilement des congestions vers la tête; c'est aussi pour cela qu'on fait déjà dans le bain des applications d'eau froide sur la tête, précaution qui est rarement nécessaire dans les simples bains sulfureux. En général, il faut discontinuer les bains pendant la menstruation. Le mode d'emploi des douches, des bains de vapeurs, des bains gazeux et des bains de boues ayant été expliqué ailleurs, il est inutile d'y revenir ici.

On ne saurait dire d'avance rien de certain sur la durée et sur la clôture du traitement; aussi, rien n'est-il plus ridicule que d'entendre souvent le malade lui-même fixer le nombre de ses bains à vingt et un ou à vingt-huit. En général, les affections pour lesquelles on vient à Nenndorf sont de nature à ne permettre d'espérer un succès durable qu'à la suite d'un traitement radical et énergique. Que les baigneurs s'attendent donc à passer ici, en moyenne, cinq à six semaines. L'affection est-elle récalcitrante, il est fort avantageux, quoique rarement exécutable, de faire encore dans la même saison, après une pause de quelques semaines, un second traitement moins long que le premier. Dans la plupart des cas de quelque gravité, il est indispensable de répéter le traitement l'année suivante.

Ce qui détermine, en général, la durée de la cure, c'est le succès et l'apparition des phénomènes qui indiquent ce qu'on nomme la saturation ainsi que la crise. Celle-ci se montre ordinairement vers la fin de la quatrième semaine, quelquefois plus tôt, quelquefois plus tard, et se manifeste par des symptômes qui, quoique différents, selon les maladies, ont cependant une concordance générale. Les malades, quoique souvent charmés des heureux succès obtenus jusqu'ici, voient tout à coup, au moment où ils sont en voie d'amélioration, les progrès de leur santé s'arrêter, et semblent même empirer. Ils sont sensibles à un plus haut degré à d'anciennes douleurs, ils en éprouvent même de nouvelles; il survient des exanthèmes, des évacuations hémorrhoïdales sanguines, des éruptions papuleuses ou miliaires, un accroissement d'activité dans les sécrétions de la peau, des reins, des membranes muqueuses, accompagnés de prostration des forces, de la répugnance contre la boisson et les bains, etc., phénomènes qui indiquent que l'action de l'eau sur l'organisme a atteint son terme. Si l'on néglige ces symptômes, en continuant la cure malgré leur apparition, il en résulte pour le malade un grand préjudice, et tout le traitement peut se trouver compromis. Mais si on les prend en sérieuse considération, en interrompant la cure et en abandonnant, pour quelque temps, la nature à elle-même, ces phénomènes ont bientôt atteint leur terme, et il s'établit dans l'organisme une réaction connue sous le nom d'*effet consécutif*, et que des plaisants se permettent, même trop souvent, de tourner en ridicule. Or cette action consécutive n'est pas une chimère, n'est pas uniquement, comme ils le prétendent, un mot de consolation pour le malade qui quitte notre établissement sans être rétabli. Très-souvent, tel qui, sous ce rapport, figure parmi les plus incrédules, tel qui s'en va avec les apparences d'un rétablissement manqué, dans un état empiré même, s'aperçoit plus tard, en rougissant, que la doctrine sur l'action consécutive est plus réelle qu'on n'est disposé à l'admettre ordinairement. En effet, celui-là même qui n'est pas initié à l'art médical, n'est-il pas forcé de convenir que des agents thérapeutiques, tels que l'acide hydro-sulfurique, par exemple, qui ont pénétré intimement tout le corps, et dont on peut même démontrer, par l'analyse chimique, la présence dans la plupart des sécrétions, doivent nécessairement continuer encore leur action pendant quelque temps. Souvent j'ai vu, trois et même quatre mois seulement après la clôture du traitement, l'amélioration ou le rétablissement vainement espéré se réaliser encore au moment où l'on en avait fait son deuil.

Rarement on joint l'emploi d'autres agents thérapeutiques à l'usage interne ou externe de nos eaux, soit que tout l'appareil médical ait été déjà employé précédemment, soit que nos agents curatifs suffisent dans les cas bien indiqués. Il faut excepter cependant les eaux minérales, autres que celles de Nenndorf, le mercure et l'iode, dans quelques cas de syphilis invétérée, ainsi que l'emploi de l'électricité et l'administration de moyens pharmaceutiques dans des maladies aiguës intercurrentes.

Je regrette de ne pouvoir traiter que d'une manière générale du régime à suivre et des précautions à observer dans le traitement balnéaire de Nenndorf. D'abord, il est de rigueur qu'on soit habillé chaudement, qu'on conserve sur la peau la flanelle, si l'on y est habitué, et qu'on évite tout refroidissement en s'exposant à l'air frais et humide de la soirée, précautions indispensables non-seulement vu l'état de température de la contrée, mais aussi vu les rapports intimes des eaux sulfureuses avec la peau. Quant au régime alimentaire, il faut que la nourriture soit légère et facile à digérer. L'eau sulfureuse interdit l'usage de tous les mets aigres, gras et de digestion difficile, tels que les viandes salées et fumées, desquelles il faut excepter cependant le jambon cru. Sont défendus encore les poissons gras, les farinages, les écossées, les œufs à la coque, durs, etc. On peut permettre entre autres l'usage des fruits fraîchement cueillis et bien mûris, tels que les fraises de la contrée, d'une qualité si exquise. Qu'on se garde, à Nenndorf aussi bien que dans tout autre bain, d'un déjeuner trop copieux et d'un souper trop tardif et trop abondant. Dans notre bain comme dans tout autre qui se pique d'être bien géré, le dîner des deux hôtels, qui est servi à une heure, est sous la surveillance des médecins ; mais ici également, comme partout ailleurs, il faut se rappeler la devise que :

« Ce qui est bon pour l'un ne l'est pas pour l'autre, » devise qui souvent nous guide en rendant l'un ou l'autre des baigneurs attentif sur la manière de vivre la plus conforme à son état.

C. *Cure complémentaire.*

Si le choix des sources de Nenndorf a été bien fait relativement au cas à traiter et à l'état individuel du malade, on peut s'attendre presque toujours à les voir opérer le rétablissement espéré, si toutefois le rétablissement est encore possible. La meilleure cure complémentaire consistera donc toujours dans la continuation pendant quelques mois encore d'une manière de vivre conforme à la maladie donnée et au caractère de la source. Qu'on évite dans cet intervalle, autant que possible, l'usage de nouveaux agents pharmaceutiques ; qu'on laisse à l'action consécutive un cours libre, et qu'on ne revienne pas trop tôt aux soucis et aux tracasseries qui accompagnent la gestion des affaires. La meilleure transition qu'on puisse faire entre le bain et les foyers domestiques consistera dans un petit voyage ; néanmoins je conseillerai sous ce rapport d'éviter immédiatement après la cure les voyages dans les pays montagneux, entre autres dans le Hartz. Ce qui me guide dans cette exclusion, c'est l'imminence d'un refroidissement qui y est presque inévitable. La visite d'une source ferrugineuse pour servir de cure complémentaire à un traitement fait à Nenndorf, usage bien en vogue dans le temps, est tombée, avec raison, en désuétude aujourd'hui, les sources ferrugineuses ayant souvent contrarié l'action des eaux sulfureuses, et plus d'une fois empêché le succès. La peau a-t-elle conservé, par suite des bains sulfureux, une sensibilité excessive, celle-ci se perdra petit à petit d'elle-même, si l'on suit un régime convenable; dans le cas, cependant, où elle subsisterait trop longtemps, on lui opposera avec succès des bains salins ou des bains d'irrigations froides.

La visite d'un bain de mer, après une cure faite à Nenndorf, peut être permise sans inconvénient, si on prend la précaution de mettre entre les deux traitements au moins un intervalle de deux à trois semaines.

CHAPITRE VIII.

LIEUX DE RÉCRÉATION ET DE DISTRACTION. ALENTOURS ET ENVIRONS PLUS ÉLOIGNÉS DE NENNDORF.

Il y a à Nenndorf deux restaurants, l'hôtel de Cassel et l'hôtel de Hanovre, dans lesquels les baigneurs prennent leurs repas; il y a dans les deux, tous les jours, table d'hôte à une heure; le soir, on peut y manger à la carte. Les personnes qui le préfèrent peuvent aussi se faire servir à domicile. Dans l'intérêt de l'alimentation intellectuelle, on a établi ici une bibliothèque d'abonnement et un cabinet pour la lecture des journaux; on trouve dans ce dernier les meilleurs journaux, de l'Allemagne du nord. Pour favoriser les amusements sociaux et les réunions, on a mis à la disposition du public deux grandes salles ainsi que différents autres petits salons, très-bien disposés; on trouve dans un de ces derniers un excellent piano à la disposition gratuite des amateurs. Ordinairement nous possédons aussi à Nenndorf, pendant la saison des eaux, une troupe dramatique qui s'efforce de faire passer agréablement mainte soirée. La direction des sources, de son côté, prend à tâche de contribuer à semer de la variété dans la vie des baigneurs, soit par des bals, des concerts, soit par des parties de campagne, des feux d'artifice, etc. Au reste, chacun est libre de rechercher à sa fantaisie la société qu'il aime, et de faire le choix de sa société suivant son goût. Sans vouloir nous ranger de l'avis d'un auteur précédent qui a écrit sur Nenndorf et sur les amusements usités dans ce bain, et qui, après en avoir fait l'énumération partielle, s'écria : *Celui qui ne se contente pas de tout cela, n'a qu'à s'embarquer immédiatement pour l'Eldorado!* nous ne pouvons nous empêcher de proclamer que la nature et l'art ont tout réuni dans cet endroit, pour qu'on y puisse passer agréablement le temps, et nous sommes forcé de dire que plus d'une plainte qu'on y exprime sur le manque de sociabilité, provient de la circonstance que tel veut être bien amusé qui ne veut pas de son côté contribuer à l'amusement réciproque.

Les alentours de Nenndorf ne peuvent pas être qualifiés, à la vérité, de bien romantiques; néanmoins l'ami de la nature ne manquera pas de leur trouver du charme et de la beauté. Le bain touche immédiatement à un grand parc anglais, situé le long de la pente du Galenberg; les chemins qui y sont tracés en sinuosités et en détours des plus variés, en font une promenade des plus agréables; l'œil y est récréé par la vue de groupes d'arbres et de bosquets charmants, l'odorat y est réjoui par l'émanation aromatique des fleurs entretenues dans les plates-bandes cachées dans les intervales des bosquets. A l'ombre d'un berceau de verdure tellement touffu que pendant les plus grandes chaleurs de l'été il y règne toujours une agréable fraîcheur, on arrive à travers le parc à une douce élévation, du haut de laquelle on jouit d'une vue très-étendue sur les contrées d'alentour, et d'où l'on découvre quarante-six communes différentes. On est placé là sur la colline la plus avancée du Deister, et le regard, gêné en rien par quelque montagne interposée, parcourt librement la plaine fertile et bien cultivée de l'Allemagne septentrionale, dans la direction du nord aussi bien que dans celle du midi. A différents points choisis du parc, il y a des pavillons et des ermitages, où l'on trouve toujours un abri, quand on est surpris à l'improviste par quelque intempérie; et les visiteurs faibles, auxquels les forces ne permettent pas d'entreprendre des excursions lointaines, trouvent partout, de distance à autre, des bancs placés convenablement, où ils peuvent se reposer.

Parmi les endroits situés dans le voisinage de Nenndorf, à environ une lieue de distance, et qui méritent d'être visités, nous citerons les suivants :

1° *Die Tannen* (les pins) un des sommets du Deister, qui n'est pas éloigné et qui est surmonté d'une tour de cent pieds de hauteur, sur la plate-forme de laquelle on se rend pour jouir d'une vue magnifique et étendue. Le visiteur y voit étalé à ses yeux un panorama où il découvre, à l'aide d'un télescope, jusqu'à quatre-vingt-dix-neuf communes; du côté de l'est, il distingue entre autres la ville de *Hanovre*, et, par un temps serein, il peut compter les clochers de *Celle*, pendant qu'à l'ouest tout l'horizon est borné par le lac de *Steinhudersée*.

2° *Die Quelle* (la source), vallon solitaire du Deister, de peu d'étendue et enrichi par l'art de très-belles promenades.

3° L'agréable petite ville de *Rodenberg*, où se trouve une grande saline électorale et une cave remarquable par sa profondeur.

4° Le moulin dit *Horstermühle*.

5° La *Haste*, maison de chasse dans la forêt voisine nommée *Hasterwald*, qui renferme, parmi le gibier qu'on y vient chasser, les fameux chevreuils à poil noir que le feldmaréchal comte Guillaume de Bückebourg a transplantés du Portugal dans notre contrée. A côté de cette maison de chasse, où l'on peut voir aussi une collection de tous les animaux qui font l'objet de la chasse des environs, se trouve la station du chemin de fer de Cologne à Minden, avec un excellent restaurant et de belles promenades dans la forêt.

Les environs moins rapprochés de Nenndorf invitent aussi à des excursions qu'on ne regrettera jamais d'avoir faites; on a de nos jours d'autant plus de facilité de se procurer les jouissances qui sont inséparables d'une telle visite, que, par l'établissement des chemins de fer, toutes les distances ont été extrêmement réduites. Les endroits en question sont la résidence royale de *Hanovre*, avec ses curiosités nombreuses et variées; la ville de *Stadthagen*, dans la principauté de Lippe-Schaumbourg, avec un caveau de famille très-remarquable et peu connu encore, qui renferme les monuments et les tombeaux des princes; il se trouve dans la belle église de cette ville. *Obernkirchen*, ville de la Hesse-Électorale, et située dans les montagnes. Ce qui mérite de fixer l'attention sur cette ville, ce sont, d'un côté, les houilles qu'on extrait dans son voisinage et qui peuvent rivaliser avec les meilleures houilles anglaises ; de l'autre les carrières colossales de grès, qui fournissent les plus belles pierres de taille. *Bückebourg*, la résidence charmante du prince souverain de Lippe-Schaumbourg ; dans son voisinage se trouve l'établissement de bains sulfureux d'*Eilsen*, qui a tant d'analogie avec Nenndorf-les-Bains. On va visiter aussi, dans la même contrée, l'*Arendsbourg*, château de chasse du prince, situé dans une contrée très-romantique. Enfin la ville de *Minden* et la *Porta Westphalica*. Moyennant les chemins de fer, tous ces endroits peuvent être visités en une après-dînée.

Les endroits suivants, qui ne sont pas en communication immédiate avec les chemins de fer, exigent, pour être visités, un peu plus de temps, mais certes personne ne regrettera de s'être donné la peine d'y faire une excursion.

1° Le lac dit *Steinhudersée*, à deux lieues et demie de Nenndorf. Ce lac remarquable, de la longueur d'une lieue d'Allemagne, d'une demi-lieue de largeur et de onze mille arpents de superficie, reste au même niveau la plus grande partie de l'année ; ce n'est qu'à la suite de pluies fortes et continuelles qu'il devient un peu plus élevé ; par un temps froid, on y voit le mirage du bain de Rehbourg, situé vis-à-vis ; cette apparition particulière a beaucoup d'analogie avec le phénomène d'optique connu sous le nom de *fata morganá*. Presque au milieu de ce lac se trouve le fort de *Wilhemstein*, de peu d'étendue, mais dans une position très-forte ; il est composé d'ouvrages de fortifications réguliers, et doit son origine au comte Guillaume de Lippe-Schaumbourg, renommé par les expéditions auxquelles il prit part dans le Portugal. Dans le temps le Wilhelmstein renfermait une célèbre école d'artilleurs et d'ingénieurs, qui peut se vanter d'avoir vu sortir de son sein, entre autres, le grand Scharnhorst; de nos jours il a été converti en une prison lugubre et redoutée, où l'on renferme les grands criminels.

2° *Rehbourg*, petit bain du Hanovre, très-bien situé, à peu de distance du lac de Steinhudersée, avec un établissement de petit-lait assez fréquenté.

3° Le *Paschenbourg* et le *Schaumbourg*. Le premier est au point le plus élevé du Nesselberg qui fait partie du bassin du Weser; il est à mille cinquante-six pieds au-dessus du niveau de la mer du Nord. De ce point on a une vue charmante sur les villes de Rinteln, de Hameln et d'Aldendorf, ainsi que sur la vallée du Weser; à l'orient, on découvre avec une teinte bleuâtre la montagne dite *Brocken;* au sud, on remarque la forêt connue sous le nom de *forêt de Teutobourg,* ainsi que le Grotenbourg, non loin de Detmold. Dans l'avant-scène la plus rapprochée se trouve la ruine très-pittoresque du Schaumbourg, habité jadis par les puissants comtes de Holstein-Schaumbourg, et berceau de leur dynastie. Ce château, qui donna son nom à toute la contrée, se dessine merveilleusement sur le fond placé derrière lui, et occupe le sommet d'une montagne peu élevée, qui s'avance en saillie à quelque distance du corps principal des montagnes. Le second, le *Paschenbourg,* est considéré, à juste titre, comme un des points les plus charmants et les plus recherchés des touristes dans l'Allemagne du nord; la nature et l'art se sont réunis pour l'embellir, et pour en faire un endroit digne de rivaliser avec les plus beaux sites de la vallée du Rhin et de la

Suisse saxonne; on y trouve au sommet des rochers un hôtel nouvellement bâti et très-bien aménagé, où l'on peut loger.

4° Le *Hohenstein,* à peu de distance du Paschenbourg, vers l'orient, rocher escarpé de onze cent quarante pieds de hauteur; il est d'un aspect très-pittoresque et fait partie des montagnes qui constituent le bassin du Weser. On y trouve quantité de plantes rares qu'on ne rencontre généralement que dans la Suisse; la vue dont on y jouit mérite également de fixer l'attention.

CHAPITRE IX.

LITTÉRATURE DE NENNDORF.

A. Ouvrages.

Mérat et de Lens, dictionnaire universel de matière médicale et de thérapeutique générale, t. IV, p. 589.

Bouillon-Lagrange, essai sur les eaux minérales et artificielles, p. 291.

C. A. Zwierlein, allgemeine Brunnenschrift für Brunnengæste und Aerzte. Leipzig 1815, p. 215-221.

C. W. Hufeland, praktische Uebersicht der vorzüglichsten Heilquellen Deutschlands nach eigenen Erfahrungen. Berlin 1831, p. 150-172.

Osann, phisikalisch-medicinische Darstellung der bekannten Heilquellen der vorzüglichsten Lænder Europas. Berlin 1832, vol. 2, p. 642-650.

Vetter, theoretisch-praktisches Handbuch der Heilquellenlehre. Berlin 1838, vol. 2, p. 442-446.

V. Græfe, die Gazquellen Süditaliens und Deutschlands. Berlin 1842, p. 142-156.

B. *Monographies et extraits de journaux.*

G. *Agricola*, *de natura eorum, quæ effluunt e terra. Basil. 1546.* lib. 1. p. 538.

Ernsting, dans Rinteler Anzeiger de 1763, liv. 14 et suiv.

Ehrhart, Beitræge zur Naturkunde, vol. 3, p. 48.

Baldinger's neues Magazin für Aerzte, vol. 6, p. 131.

Schrœter, Beschreibung der asphaltischen Schwefelquellen zu Nenndorf, Rinteln 1788.

Schrœter, das Neueste von den asphaltischen Schwefelquellen zu Nenndorf. Rinteln 1790.

Schrœter, Nenndorfs asphaltische Schwefelquellen, historisch ‹ chemisch und medicinisch beschrieben. Rinteln 1792.

Schrœter, dans Hannœv. Magazin, 1784, liv. 2, p. 31.

Schrœter, dans Baldinger's neuem Magazin für Aerzte, vol. 4, liv. 3, p. 103; vol. 9, liv. 3, p. 219 ; vol. 16, liv. 3.

Schrœter, einige Worte über Nenndorfs Schwefelquellen und Schwefelbæder überhaupt. Rinteln 1794.

Schrœter, über die vorzüglichsten Heilkræfte des Nenndorfer Schwefelwassers. Rinteln 1797?

Schrœter, merkwürdige Beobachtung von den Wirkungen des Nenndorfer Schwefelwassers wider eine dreimonatliche Verstopfung. Rinteln 1798.

Geschichte einer langwierigen Hæmorrhoïdalkrankheit, von dem Leidenden selbst entworfen zu Nenndorf. Hanovre 1795

Einige Worte eines Niederdeutschen über die hessischen Brunnenanstalten zu Nenndorf. Helmstædt 1795.

Schrœter, über die bestætigte Wirkungskraft des Nenndorfer Schwefelwassers, nebst einigen Bemerkungen über die künstlichen Schwefelbæder. Rinteln 1800.

Le même aussi dans Hufel. Journ. der prakt. Heilkunde, vol. 9, liv. 3, p. 26.

Schriften der Berliner Gesellschaft naturforschender Freunde, vol. 3, p. 407.

Homburg, næhere Erklærung des Plans von den Anlagen des Schwefelbades zu Nenndorf. Hanovre 1810-1817.

Hufeland's Journal der prakt. Heilkunde, vol. 3, liv. 1, p. 58, et liv. 3, p. 30; vol. 14, liv. 2, p. 197.

Baldinger's Magazin für Aerzte, vol. 12, liv. 1, p. 47; liv. 4, p. 280 ; vol. 17, n° 14.

Schaub, etwas über Nenndorf, im Goth. Reichsanzeiger 1801, n° 56.

Waitz, Nachrichten von den Kuranstalten zu Nenndorf ebendaselbst, 1802, n° 205.

Waitz, dans Hufel. Journ., vol. 16, liv. 2, p. 5; vol. 18, liv. 1, p. 87 ; vol. 24, liv. 4, p. 1.

Kortum, dans Hufel. Journ., vol. 20, liv. 3, p. 42.

Waitz, dans Baldinger's neuem Magazin, vol. 12, liv. 1, p. 58.

Waitz, dans Sternberg's med. chirug. Literaturzeitung, 2e année, cah. 8, n° 7.

Waitz, dans Hannœv. Magazin, 1811, liv. 21 et 22.

Waitz, dans Fenner von Fennenberg's und Penz Jahrbüchern der Heilquellen Deutschlands, 1821, vol. 1, p. 213.

Westrumb's kleine Schriften phys. chem. und technischen Inhalts, Hanovre 1805, vol. 1, p. 203

Osiander, Appollinischer Gruss an die Najade Nenndorf. Gœttingue 1817.

Osiander, Dank und Bitte an die Najade Nenndorf, poésie. Gœttingue.

C. W. Hufeland, dans le Journal der prakt. Heilkunde, vol. 4, liv. 4, p. 198; vol. 43, liv. 4, p. 199; vol. 53, liv. 5, p. 130; vol. 66, liv. 3, p. 126.

Kastner's Archiv für Chemie und Meteorologie, vol 1, p. 346.

Wetzler's Beitræge zur theoretischen und prakt. Medizin, vol. 1, liv. 2, p. 175.

F. Wurtzer, physikalisch-chemische Beschreibung der Schwefelquellen zu Nenndorf, nebst vorgeschickten Bemerkungen über die Zerlegung der Mineralwasser im Allgemeinen. Cassel et Marbourg 1815.

F. Wurtzer, Analyse der Schwefelquellen zu Nenndorf. Cassel 1816.

F. Wurtzer, über die Soolbæder zu Nenndorf. Leipzig 1818.

F. Wurtzer, dans Fenner's Taschenbuch für Gesundbrunnen und Bæder auf das Jahr 1818. Darmstadt 1818, p. 49.

F. Wurtzer, das Neueste über die Schwefelquellen zu Nenndorf, Leipzig 1824.

Neuber, dans Hufel. Journ., vol. 54, liv. 1, p. 45; vol. 68, liv. 2, p. 114.

Waitz, über die Schlammbæder zu Nenndorf, dans Hufel. Journ., vol. 70, liv. 1, p. 7, 1830.

Tünnermann, dans Kastner's Archiv für Chemie und Meteorolgie, vol. 5.

Wilhelmi, Nenndorf und seine Heilquellen. Hameln 1835, 8, p. 39.

H. d'Oleire et *F. Wœhler*, die Schwefelquellen zu Nenndorf chemich-physikalisch und medicinisch dargestellt. Cassel 1836.

H. d'Oleire, dans Græfe und Kalisch, Jahrbücher für Deutschlands Heilquellen, 1re année, 1836.

Grandidier, dans Hufel. Journal, Recueil de mars 1843.

Grandidier, dans Busch, Zeitschrift für Geburtskunde, vol. 24, p. 261, 1848.

TABLE DES MATIÈRES.

FIN.